受験生の皆さ〜

　過去の問題に取り組む目的は、(1)出題傾向(2)出題方式(3)難易度(4)合格点を知り、これからの受験勉強に役立てることにあります。出題傾向などがつかめれば目的は達成したことになりますが、それを一歩深く進めるのが、受験対策の極意です。

　せっかく志望校の出題と取り組むのですから、本番に即した受験対策の場に活用すべきです。では、どうするのか。

　第一は、実際の入試と同じ制限時間を設定して問題に取り組むこと。試験時間が六十分なら六十分以内で挑戦し、時間配分を感覚的に身に付ける訓練です。

　二番目は、きっちりとした正答チェック。正解出来なかった問題は、正解できるまで、徹底的に攻略する心構えが必要です。間違えた場合は、単なるケアレスミスなのか、知識不足が原因のミスなのか、考え方が根本的に間違えていたためのミスなのか、きちんと確認して、必ず正解が書けるようにしておく。

　正答が手元にある過去問題にチャレンジしながら、正解できなかった問題をほったらかしにする受験生もいます。そのような受験生に限って、他の問題集をやっても、間違いを放置したまま、次の問題、次の問題と単に消化することだけに走っているのではないかと思います。過去問題であれ問題集であれ、間違えた問題は、正解できるまで必ず何度も何度も繰り返しチャレンジする。これが必勝の受験勉強法なことをお忘れなく。

入試問題検討委員会

【本書の内容】

1. 本書は過去6年間の薬学部の学校推薦型選抜（公募制）入試の問題と解答を収録しています。

2. 英語・化学の問題と解答を収録しています。尚、大学当局より非公表の問題は掲載していません。

3. 現在受験生を指導している、すぐれた現場の先生方による解答解説を掲載しています。

4. 本書は問題の微細な誤りをなくすため、実物の入試問題を大学より提供を受け、そのまま画像化して印刷しています。

<u>平成 31 年度以降の試験問題には、実際の試験時間を入れています。</u>

尚、本書発行にご協力いただきました先生方に、この場を借り、感謝申し上げる次第です。

目　　　次

令和3年度

問 題 と 解 答

英 語

問題
（60分）

3年度

問１〜問５０の解答を，指定された解答欄にマークせよ。

【 １ 】次の英文を読んで，**問１〜問１９**に答えよ。番号①〜⑦はパラグラフを示す。
（３８点）

① I used to say that we are made of our memories, but what happens when memories are lost? Who are we then? If we are out of our mind, where have we gone? If we have lost the （ 1 ）, what happens to the story we are in? Even at the bitter end, I never thought my father wasn't himself—although at the same time I felt he had lost himself. He was gone but he remained; he was absent and yet powerfully present. There was something that endured beyond language and recollection, a trace perhaps, like *grooves that life had worn into him the way a river carves into rock. He still had his sweetness; his past lived on in his smile, his frown, the way he raised his bushy silver eyebrows. It lived on in us. He might not have recognized us, but we could recognize him. I don't know what the word for this *indelible essence is—once, it would have been 'soul'.
(*注 groove：溝，轍 indelible：消すことのできない)

② Civilization, control and safety form a *crust over deep waters. In all of us, often pushed into the corner of our minds, is the uneasy awareness of how *frail our hold over ourselves is, how *precarious a grip we have on our own minds and bodies. *Dementia—all the many and often *harrowing forms of dementia—makes us ask what it is to be a self, to be （ 2 ）.
(*注 crust：堅くなった表面 frail：ひ弱な precarious：不安定な dementia：認知症 harrowing：痛ましい)

③ It is often called the （ 3 ） of our time; it is the 'disease of the century'. In 2015, an estimated 850,000 people in the UK were living with a form of dementia; the same number was thought to be undiagnosed. [A], it is estimated this figure will increase to over 1 million by 2021 and 2 million by 2051. In the US, the estimate in 2017 was 5.5 million people. According to the World Health Organization, there are around 47 million people living with dementia in the world.

Someone develops dementia every three seconds.

④ People talk of dementia as if it were a time bomb. In truth, the bomb went off long ago, but quietly, privately, out of (4): a hidden *demolition job. Men and women who live with dementia are often missing people—forgotten and denied by a society that values independence, prosperity, youth and success and turns away from vulnerability. They are the reminders that we (5) old, we decay; death comes to us all in the end. Of all the illnesses, it is the one we now most fear. It is 'the story of suffering'—and like suffering, it lasts.
(*注　demolition：取りこわし)

⑤ And this suffering spreads, from the individual, to those who care for them and about them, to their community, to the country as a whole. Dementia is, as one doctor said to me, 'profoundly *disrespectful of patients, carers, health systems, social care . . . [B   ] we've created'. There can be no other illness that's so defined by its impact not just on those who live with it but on those around them. Its meanings are *physiological, psychological, social, economic, political and philosophical. Its costs are *unquantifiable—[C   ], though these are huge (the Alzheimer's Society estimates that, in the UK alone, the cost is £26 billion and, in the world, $818 billion—and steadily rising, set to reach $1 trillion by 2018— more than the cost of cancer, stroke and heart disease combined), but the costs in human terms: the shame, confusion, fear, sorrow, guilt, loneliness. It provokes profound moral questions about the society in which we live, about the values we hold and about the meaning of life itself.
(* 注　disrespectful：敬意を払わない　　physiological：生理学的な　unquantifiable：計量不能な)

⑥ At the same time, we are the first generation to have really considered it mindfully. When I was a child, it was scarcely visible and rarely acknowledged. My grandfather on my mother's side of the family had dementia, as did my grandmother on my father's. (6) I was aware of this, it was only in a muted way: they became like figures who had once been vivid in my life but were now being gradually *rubbed out. I was perhaps embarrassed by them, these people who used to be figures of authority and now were so helpless, and I was also a bit *queasy about the bodily nature of the disease, but I (　　)(　　)(　　)(ア)(　　)(イ) (　　)(　　)(　　) or let myself imagine the tragedy that was being played out, sometimes in the form of a nasty *farce. It was a *stigma, a source of shame, fear and denial, and it (　　)(　　)(　　)(ウ)(　　). *The D word.

(*注　rub out：〜をこすって消す　　queasy：不快な　　farce：笑劇　　stigma：恥辱　　the D word：口にするのもはばかられる語)

⑦ We are aware of it now in a way that is radically different from twenty or thirty years ago and this awareness brings social, political and moral responsibility. Now we can see that which was previously hidden. In the seventies, there were about 300,000 people with dementia in the UK, spread thinly across the country. Today, there are three times that number. In twenty-five years' time, there will be something like 1.7 million. In the US, the *incidence of death from Alzheimer's alone increased 55 per cent in the fifteen years between 1999 and 2014. Go into a hospital *ward, even a general one, and several or most of the beds are (7) by people with dementia. Go into a *residential home for the elderly. Look at the *obituaries. (When I was thinking about this book, I began a list of all the well-known people who were dying with the illness, but I abandoned it: there were too many and they kept on coming; [　　　　D　　　　].) Read the news stories, the *uplifting ones and the ones that make you want to howl in sorrow. I know scarcely anyone who doesn't have some kind of intimate connection to the disease. [　　　　E　　　　], in our families and in our genes; perhaps in our own futures (approximately one out of six people over eighty get dementia, and the (　　) the (エ) the (　　) the (　　); it's like there's a *sniper in the garden). If it's not you or me, it's someone we love.

(*注　incidence：発生率　　ward：病棟　　residential home：居住型の介護施設　　obituary：死亡記事　　uplifting：高揚させる　　sniper：狙撃兵)

問１～問４：本文中の（　1　）～（　4　）に入れるべき最も適切な語を次から選べ。各語は１回ずつ使用せよ。

    1.　human　　　　2. plague　　　3. plot　　　4. sight

    問１：　（　1　）に入れるべき語はどれか。　　　マーク式解答欄　1

    問２：　（　2　）に入れるべき語はどれか。　　　マーク式解答欄　2

    問３：　（　3　）に入れるべき語はどれか。　　　マーク式解答欄　3

    問４：　（　4　）に入れるべき語はどれか。　　　マーク式解答欄　4

問５：　下線部の発音が，第①パラグラフ中の　frown　の下線部の発音と同じ語を次から１つ選べ。

    1.　ackn<u>ow</u>ledged　　　　2. eyebr<u>ow</u>s　　　3. kn<u>ow</u>n　　　4. sorr<u>ow</u>

                                   マーク式解答欄　　　5

問６～１０：本文中の[　　　　A　　　　]～[　　　　E　　　　]に入れるべき最も適切な表現を次から選べ。各表現は１回ずつ使用せよ。ただし，文頭に来る語もすべて小文字にしている。

    1.　as the population ages

    2.　I couldn't keep up

    3.　I don't mean the financial costs

    4.　it doesn't fit into the structures

    5.　it's all around us

    問６：[　　　A　　　]に入れるべき表現はどれか。　　マーク式解答欄　6

    問７：[　　　B　　　]に入れるべき表現はどれか。　　マーク式解答欄　7

    問８：[　　　C　　　]に入れるべき表現はどれか。　　マーク式解答欄　8

    問９：[　　　D　　　]に入れるべき表現はどれか。　　マーク式解答欄　9

    問１０：[　　　E　　　]に入れるべき表現はどれか。　　マーク式解答欄　１０

問１１：第④パラグラフ中の missing の意味として最も適切なものを次から選べ。

1. miserable　　2. mistaken　　3. not liked　　4. not present

問１２：第④パラグラフ中の（　５　）に入れるべき最も適切な動詞を次から選べ。

1. get　　2. strike　　3. take　　4. worsen

問１３：第⑥パラグラフ中の（　６　）に入れるべき最も適切な語を次から選べ。

1. Although　　2. Because　　3. Moreover　　4. Therefore

問１４〜問１５：第⑥パラグラフ中の下線部 I（　　）（　　）（　　）（　ア　）（　　）（　イ　）（　　）（　　）（　　）が次の日本文に相当する英文になるように，それぞれの（　　）内に最も適切な語を下から選んで入れるとき，（　ア　）〜（　イ　）に入れるべき語を次から選べ。各語は１回ずつ使用のこと。

「私はそれが彼らにとってどのようなものであるかについて考えなかった」

1. about　　2. didn't　　3. for　　4. it　　5. like
6. them　　7. think　　8. was　　9. what

問１４：（　ア　）に入れるべき語はどれか。　　
問１５：（　イ　）に入れるべき語はどれか。

問１６：第⑥パラグラフ中の下線部 it（　　　）（　　　）（　　　）（　ウ　）（　　　）が次の日本文に相当する英文になるように，それぞれの（　　　）内に最も適切な語を下から選んで入れるとき，（　ウ　）に入れるべき語を次から選べ。各語は１回ずつ使用のこと。

「それは水面下で続いていた」

1. doors　　　2. went　　　3. closed　　　4. behind　　　5. on

マーク式解答欄　１６

問１７：第⑦パラグラフ中の（　7　）に入れるべき最も適切な語句を次から選べ。

1. bought　　　2. occupied　　　3. sold　　　4. yielded

マーク式解答欄　１７

問１８：第⑦パラグラフ中の下線部 and the（　　　）the（　エ　）the（　　　）the（　　　）が次の日本文に相当する英文になるように，それぞれの（　　　）内に最も適切な語を下から選んで入れるとき，（　エ　）に入れるべき語を次から選べ。各語は１回ずつ使用のこと。

「歳をとればとるほどその可能性は高くなる」

1. age　　　2. chance　　　3. higher　　　4. older

マーク式解答欄　１８

問19：第⑥〜第⑦パラグラフの内容と一致しているものを次から1つ選べ。

1. 著者が子供の頃，親戚に認知症にかかった人はいなかった。
2. 70歳代で認知症になる人がイギリスには30万人いると推定される。
3. 今日のイギリスにおいて認知症を患う人の数はおよそ90万である。
4. 著者は認知症で亡くなった有名人の家族を取材し始めたが，それは長続きしなかった。

マーク式解答欄　19

（出典：Nicci Gerrard, *What Dementia Teaches Us about Love* ）

【 2 】次の英文はインタビュー記事である。これを読んで，**問20〜問27**に答え
よ。　　　　　　　　　　　　　　　　　　　　　　　　　　（16点）

How did you get into medicine?

I spent 10 years studying medicine at Leeds University and working as an intern.
Then I trained as a *GP for three years. I was 29 and being a GP was very difficult.
The service was *underfunded, people were overwhelmed with the demand and it
was causing a lot of doctors (1) – including myself. I was seeing 40 patients a
day and going home physically exhausted and emotionally drained. I had to make a
tough decision, because I wasn't very happy and it was difficult to do my job. I
decided to turn *freelance and work in the emergency department.
(*注　GP = general practitioner（一般診療医）　　underfunded：資金不足の
freelance：自由契約で働く人）

What prompted you to start acting?

When I went freelance, I decided to focus on myself and explore other aspects of my
life. One of my friends said: "(2) do an acting course?" and I've been *hooked
ever since. I did short courses at the Actors Centre and City Academy and I had an
actor friend in Spain who was working in Spain, so I went there and did a course. I
was slipping in and out, and finally, last summer, I (3) for drama school. I
started auditioning and got a place at Drama Studio London.
(*注　hooked：夢中の）

How have you found the training?

It's been one of the best experiences in my life. It's so intense: they say doctor
training is difficult, but drama school is a whole new level. It's inspired me, I've
learned so much about myself. I went into acting short courses effectively blind. I
was really interested but I didn't understand it. Training has (4) me the depth
of acting and where I can *get with it.
(*注　get with it：（仕事などに）精を出す，身を入れる）

What is it like working during the coronavirus pandemic?

There wasn't a (5) of hesitation in my mind about going to go back to help my colleagues, so as soon as Drama Studio closed I went back to the hospital I've been working at. I'm managing but it's quite stressful. The thing that's stressful is (6) of personal protective equipment. We're not adequately protected. The support from the public has been incredible – the amount of food we've been given and obviously the *NHS applause. People keep talking about the appreciation – it makes the job worthwhile and keeps you going.

(*注　the NHS = the National Health Service（英国の）国民保健サービス)

Has acting helped you as a doctor?

Without a doubt. A lot of people think medicine and acting are at (7) ends of the career *spectrum, but they're similar, because they're both a study of human behaviour. The skills I've learned being an actor, such as listening, reacting and telling a story, come into communicating with patients and being more authentic. I'd say it was the best professional development I've had since leaving medical school. We have yearly appraisals about what we've done to become better doctors and last year it was all about my acting training. It should be compulsory (8) have acting training.

(*注　spectrum : 範囲)

問20：本文中の（ 1 ）に入れるべき最も適切な語句を次から選べ。

1. burn out
2. burning out
3. from burning out
4. to burn out

マーク式解答欄　20

問21：本文中の（ 2 ）に入れるべき最も適切なものを次から選べ。

    1. How about   2. What do you say to
    3. Which do you   4. Why don't you

マーク式解答欄　２１

問22：本文中の（ 3 ）に入れるべき最も適切な語を次から選べ。

    1. accepted   2. admitted   3. applied   4. approved

マーク式解答欄　２２

問23：本文中の（ 4 ）に入れるべき最も適切な語を次から選べ。

    1. enabled   2. had   3. made   4. shown

マーク式解答欄　２３

問24：本文中の（ 5 ）に入れるべき最も適切な語を次から選べ。

    1. market   2. mayor   3. medicine   4. moment

マーク式解答欄　　２４

問25：本文中の（ 6 ）に入れるべき最も適切な語（句）を次から選べ。

    1. short   2. shortly   3. the shortage   4. to be shortened

マーク式解答欄　　２５

問26：本文中の（ 7 ）に入れるべき最も適切な語を次から選べ。

    1. central   2. opposite   3. parallel   4. vertical

マーク式解答欄	26

問27：本文中の（ 8 ）に入れるべき最も適切なものを次から選べ。

    1. all doctors to   2. all doctors'
    3. for all doctors that   4. for all doctors to

マーク式解答欄	27

（出典：Giverny Masso, "Q & A: Riz Khan." *The Stage*）

【 3 】次の英文を読んで，**問２８〜問４６**に答えよ。番号①〜⑧はパラグラフを示す。 (３８点)

① The reason for the range of work that has been conducted into the questions of what, why, and how we remember should be apparent: memory is a key psychological process. As stated by the *eminent *cognitive neuroscientist Michel Gazzaniga: 'Everything in life is memory, save for the thin edge of the present'. Memory allows us to recall birthdays, holidays, and other significant events that may have taken place hours, days, months, or even many years ago. Our memories are personal and '(　ア　)', yet without memory we wouldn't be able to undertake '(　イ　)' acts－such as holding a conversation, recognizing our friends' faces, remembering appointments, acting on new ideas, succeeding at work, or even learning to walk.

(*注　eminent：高名な　　cognitive neuroscientist：認知神経科学者)

② Memory is (　a　) more than simply bringing to mind information encountered at some previous time. Whenever the experience of some past event influences someone at a later time, the influence of the previous experience is a reflection of memory for that past event.

③ The *vagaries of memory can be illustrated by the following example. Without doubt, you have seen thousands of coins in your lifetime. But (　　　)(　ウ　)(　　　)(　エ　)(　　　)(　　　)(　　　)(　　　) remember a typical coin that you may have in your pocket. Without looking at it, take a few minutes to try to draw a coin of a particular *denomination from memory. Now compare your drawing (　b　) the coin itself. How accurate was your memory for the coin? For instance, was the head facing the correct way? How many of the words (if any!) from the coin did you recall? Did you place these words correctly?

(*注　vagaries：気まぐれ　　denomination：金額)

④ Systematic studies were conducted into this very topic in the 1970s and 1980s. Researchers found that, in fact, most people have very poor memories for very familiar things—like coins. (　　　) (　　　) (オ) (　　　) (　　　) which we tend to (　　　) (カ) (　　　) (but which—in a sense—doesn't really exist!). Try it with other familiar objects in your environment, such as stamps, or try to remember the details of clothes that other people in your workplace or with whom you frequently *socialize typically wear. The key point here is that we tend to remember the information that is most *salient and useful for us. For instance, we may be much better (c) recalling the typical size, dimensions or color of coins than the direction of the head or the text on the coin, because the size, dimensions or color may well be more relevant for us when we are using money (*i.e. for the primary purpose of payment and exchange for which money was devised). And when remembering people, (　　　) (　　　) (キ) (　　　) (　　　) (ク) (　　　) (　　　) that remain relatively invariant (and are, therefore, most useful in identifying them), rather than items which may change (such as individuals' clothing).

(*注　socialize：交際する　　salient：目立つ　　i.e. = that is (to say))

⑤ Instead of thinking of coins and clothing, it is perhaps more straightforward for most people to consider the role of memory in the case of a student who i) attends a lecture, and ii) later brings to mind successfully [　　　　A　　　　]. This is the type of 'memory' that we are all familiar with from our own school days. But it may be less obvious that memory may still play an effective role for the student, even when the person does not 'remember' the lecture or the information *per se, but instead uses information from the lecture more generally (i.e. possibly without thinking about the lecture itself—or recalling the specific information that was presented in that context; this is termed *episodic memory).

(*注　per se：それ自体　　episodic memory：エピソード記憶)

⑥ In the case of the student's more general use of the information presented in the lecture, we refer to this information as having entered *semantic memory, which is broadly *analogous with what we also refer to as 'general knowledge'. Furthermore, if that student later develops an interest (or a marked disinterest) in the topic of the lecture, this interest may itself reflect memory for the earlier lecture, even though [　　　B　　　].

(*注　*semantic memory*：意味記憶　　analogous：類似した）

⑦ Similarly, memory plays a role whether or (d) we intend to learn. In fact, comparatively little of our time is spent trying to 'record' events for later remembering, as in formal study. By contrast, most of the time we are simply getting on with our everyday lives. But if, in this everyday life, something salient happens (which, in our evolutionary past as *homo sapiens, may well have been associated with threat or reward), then established physiological and psychological processes kick in, and [C   ]. For example, most of us have had the experience of forgetting where we left our car in a large car park. But if we have an accident while parking and damage our car and/or the car of our neighbor in the car park, then specific 'fight, *fright or *flight' mechanisms are initiated, ensuring that we typically remember such events (and the location of our car) very well.

(*注　*homo sapiens*：ホモ・サピエンス　　fright：恐怖　　flight：逃走）

⑧ So memory is not, in fact, dependent (e) an intention to remember events. Furthermore, past events only have to influence our *thoughts*, *feelings*, or *behavior* (as we considered with the earlier example of the student attending the lecture) for this to provide sufficient evidence of our memory for these events. Memory also plays a role [D   ]. Many of the influences of past events are unintended, and may 'pop into mind' unexpectedly. Retrieval of information may even run counter to our intentions, as shown in work conducted by researchers over the past several decades. This issue has become very topical *of late in the context of phenomena such as the retrieval of traumatic memories.

(*注　of late：最近）

問２８：下線部の発音が，第①パラグラフ中の [memory] の下線部の発音と異なる語を次から１つ選べ。

　　1. eminent　　2. event　　3. everything　　4. remember

　　　　　　　　　　　　　　　　　　マーク式解答欄　　２８

問２９：第①パラグラフ中の [save for] と同じ意味を持つものを１つ選べ。

    1. as for   2. call for   3. except for   4. send for

                                                マーク式解答欄　２９

問３０：第①パラグラフ中の（　ア　）に入れるべき最も適切な語を選べ。

    1. external   2. internal   マーク式解答欄　３０

問３１：第①パラグラフ中の（　イ　）に入れるべき最も適切な語を選べ。

    1. external   2. internal   マーク式解答欄　３１

問３２〜問３６：本文中の（　a　）〜（　e　）に入れるべき最も適切な語を次から選べ。各語は１回ずつ使用せよ。

    1. at   2. far   3. not   4. upon   5. with

問３２：（　a　）に入れるべき語はどれか。   マーク式解答欄　３２
問３３：（　b　）に入れるべき語はどれか。   マーク式解答欄　３３
問３４：（　c　）に入れるべき語はどれか。   マーク式解答欄　３４
問３５：（　d　）に入れるべき語はどれか。   マーク式解答欄　３５
問３６：（　e　）に入れるべき語はどれか。   マーク式解答欄　３６

問３７〜問３８：第③パラグラフ中の下線部 (　　　)(ウ)(　　　)(エ)(　　　)
(　　　)(　　　)(　　　) remember a typical coin that you may have in your pocket が
次の日本文に相当する英文になるように，それぞれの (　　　) 内に最も適切な語を下
から選んで入れるとき，(ウ)〜(エ)に入れるべき語を次から選べ。各語は１
回ずつ使用のこと。

「あなたがポケットに入れているかもしれない典型的な硬貨を，どれだけうまく思
い出せるか考えてみよう」

1. can　　　　2. how　　　　3. let　　　　4. on
5. reflect　　6. us　　　　7. well　　　8. you

問３７：(ウ) に入れるべき語はどれか。　　　マーク式解答欄　　３７

問３８：(エ) に入れるべき語はどれか。　　　マーク式解答欄　　３８

問３９〜問４０：第④パラグラフ中の下線部(　　　)(　　　)(オ)(　　　)(　　　)
which we tend to (　　　)(カ)(　　　) が次の日本文に相当する英文になるよう
に，それぞれの (　　　) 内に最も適切な語(句)を下から選んで入れるとき，(オ)
〜(カ)に入れるべき語 (句) を次から選べ。各語 (句) は１回ずつ使用のこと。
ただし，文頭に来る語 (句) も小文字にしている。

「これは私たちが当たり前のように考えがちなタイプの記憶を表している」

1. a type　　　2. for　　　　3. granted　　　4. memory
5. of　　　　　6. represents　7. take　　　　8. this

問３９：(オ) に入れるべき語 (句) はどれか。　マーク式解答欄　　３９

問４０：(カ) に入れるべき語 (句) はどれか。　マーク式解答欄　　４０

問41～問42：第④パラグラフ中の下線部 (　　)(　　)(キ)(　　)(　　)
(ク)(　　)(　　) that remain relatively invariant が次の日本文に相当する
英文になるように，それぞれの (　　) 内に最も適切な語（句）を下から選んで入
れるとき，(キ)～(ク) に入れるべき語（句）を次から選べ。各語（句）は
1回ずつ使用のこと。

「比較的変化することのない相手の顔や他の際立って特徴的な目鼻立ちを，私た
ちは概して思い出すものだ」

1. and　　　　　 2. distinguishing　　　 3. features　　 4. other
5. their faces　　 6. typically recall　　　 7. we　　　　 8. will

問41：(キ) に入れるべき語（句）はどれか。　マーク式解答欄　41

問42：(ク) に入れるべき語（句）はどれか。　マーク式解答欄　42

問43～問46：英文中の[　　A　　]～[　　D　　]に入れるべき最も適
切な表現を次から選べ。各表現は1回ずつ使用せよ。ただし，文頭に来る語もすべて小
文字にしている。

1. regardless of our intention to retrieve or utilize past events
2. the student might not be able to recall consciously having ever attended a
   lecture on the topic in question
3. we usually remember these events quite well
4. what was taught in the lecture in the *examination hall
(*注　examination hall：試験会場)

問43：[　　A　　] に入れるべき表現はどれか。　マーク式解答欄　43

問44：[　　B　　] に入れるべき表現はどれか。　マーク式解答欄　44

問45：[　　C　　] に入れるべき表現はどれか。　マーク式解答欄　45

問46：[　　D　　] に入れるべき表現はどれか。　マーク式解答欄　46

（出典：Jonathan K. Foster, *MEMORY*）

【４】問４７〜問５０：次の英文を読んで，[＿＿＿A＿＿＿]〜[＿＿＿D＿＿＿]
に入れるべき最も適切な表現を下の 1.〜4.より選べ。各表現は１回ずつ使用せよ。な
お，文頭に来る語もすべて小文字にしている。　　　　　　　　　　　　　（8点）

The word "otaku" began to be used in the 1980s. [＿＿＿A＿＿＿]: "people who
are bad at communicating with others and who lose themselves in hobbies that they
can do without reference to other people." At present, [＿＿＿B＿＿＿] for "freak"
or "enthusiast," such as in "railroad otaku" or "fitness otaku."

　In its narrow sense, "otaku" refers to people who are totally absorbed in anime,
video games, pop idols, *bishojo* (pretty underage girl) manga, homemade computers,
and so on. Overseas, "otaku" refers to anyone who is interested in Japanese popular
culture as a whole. So, obviously, [＿＿＿C＿＿＿].

　Overseas, there are also different types of otaku, however. [＿＿＿D＿＿＿].
Others want so badly to read manga in Japanese that they start studying the
language. There are other types, too, but in the end they are all enthusiastic fans of
some aspect of Japanese culture.

1. it still retains this negative aspect, but its scope has broadened so that it can
   be casually used as a *synonym

2. its meaning varies slightly according to the times, but at first it had the
   following somewhat negative meaning

3. some are complete *fanatics and dress up as their favorite manga characters
   at book fairs and video game conventions

4. there is quite a big difference in the understanding of the word

(*注　synonym：同義語　　fanatic：熱狂的な愛好家)

問４７：[　　　A　　　]に入れるべき表現はどれか。　　　マーク式解答欄　４７

問４８：[　　　B　　　]に入れるべき表現はどれか。　　　マーク式解答欄　４８

問４９：[　　　C　　　]に入れるべき表現はどれか。　　　マーク式解答欄　４９

問５０：[　　　D　　　]に入れるべき表現はどれか。　　　マーク式解答欄　５０

（出典：内池久貴『なぜ、日本人は？答えに詰まる外国人の質問 178』）

『以　　上』

化 学

問題

（60分）

3年度

問1～問22の解答を，指定された解答欄にマークせよ。

必要があれば，次の数値を用いよ。

原子量：$H = 1.0$，　$C = 12$，　$N = 14$，　$O = 16$，　$Na = 23$，　$Ca = 40$

気体定数：8.3×10^3 Pa·L/(K·mol)

セルシウス温度目盛りのゼロ点　0 ℃：273 K

標準状態：0 ℃，1.013 × 10⁵ Pa

標準状態での理想気体のモル体積：22.4 L/mol

『余 白』

1 次の問い (**問1～問9**) に答えよ。 (51点)

問1 質量パーセント濃度 **48%** の水酸化ナトリウム水溶液の密度は, **1.5 g/cm³** である。この水溶液のモル濃度〔**mol/L**〕はいくらか。最も近い値を選べ。

マーク式解答欄　**1**

(1) 1.8		(2) 3.6		(3) 5.4	
(4) 7.2		(5) 12		(6) 18	
(7) 36		(8) 48		(9) 54	
(10) 72					

問2 ある濃度の塩酸 **1.0 L** を **0.040 mol/L** の水酸化ナトリウム水溶液 **1.0 L** と混合したところ, **2.0 L** の混合溶液が得られ, **1.12 kJ** の発熱があった。この混合溶液の **25 ℃** での **pH** はいくらか。最も近い値を選べ。ただし, 中和熱は **56 kJ/mol** とし, 中和熱以外による発熱または吸熱は無視できるものとする。なお, **25 ℃** での水のイオン積は **1.0 × 10⁻¹⁴ (mol/L)²** である。

マーク式解答欄　**2**

(1) 1.0	(2) 2.0	(3) 3.0	(4) 5.0
(5) 9.0	(6) 11	(7) 12	(8) 13

『余　白』

問3 下図に示す電子配置をもつ原子 **A～C** に関する次の記述のうち，正しいもののみをすべて含む組み合わせはどれか。ただし，中心の丸（◎）は原子核を，その外側の同心円は電子殻を，円周上の黒丸（●）は電子をそれぞれ表す。

マーク式解答欄　**3**

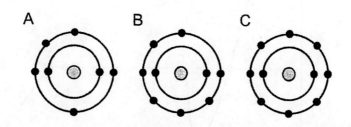

(a)　**A，B，C** はいずれも周期表の第2周期に含まれる元素の原子である。

(b)　**A** のみからなる2原子分子では，2個の原子が2組の共有電子対で結合している。

(c)　**B** は1価の陰イオンになりやすい。

(d)　**C** の価電子の数は **A～C** の中で最も少ない。

(1)　[(a), (b)]　　　　(2)　[(a), (c)]　　　　(3)　[(a), (d)]
(4)　[(b), (c)]　　　　(5)　[(b), (d)]　　　　(6)　[(c), (d)]
(7)　[(a), (b), (c)]　　(8)　[(a), (b), (d)]　　(9)　[(a), (c), (d)]
(10)　[(b), (c), (d)]

『余 白』

問4 純物質の液体の冷却曲線を下図に示す。この図に関する次の記述のうち，正しいもののみをすべて含む組み合わせはどれか。

(a) **X** はこの液体の凝固点である。

(b) 冷却曲線上の **A–B** 間では，液体のみが存在する。

(c) 冷却曲線上の **B–C** 間では，凝固による熱が放出される。

(d) 冷却曲線上の **C–D** 間では，固体のみが存在する。

(1) ［(a), (b)］	(2) ［(a), (c)］	(3) ［(a), (d)］
(4) ［(b), (c)］	(5) ［(b), (d)］	(6) ［(c), (d)］
(7) ［(a), (b), (c)］	(8) ［(a), (b), (d)］	(9) ［(a), (c), (d)］
(10) ［(b), (c), (d)］		

『余　白』

問5 貴ガス(希ガス)に関する次の記述のうち，正しいもののみをすべて含む組み合わせはどれか。

(a) 18族に属し，単体は単原子分子である。
(b) 常温常圧では無色無臭の気体である。
(c) 封入したネオンガスに電圧をかけると，赤色光を発する。
(d) 放射線のひとつである β 線の実体は，ヘリウム $_2^4$He の原子核である。

(1) [(a), (b)]   (2) [(a), (c)]   (3) [(a), (d)]
(4) [(b), (c)]   (5) [(b), (d)]   (6) [(c), (d)]
(7) [(a), (b), (c)]   (8) [(a), (b), (d)]   (9) [(a), (c), (d)]
(10) [(b), (c), (d)]

問6 電池に関する次の記述のうち，正しいもののみをすべて含む組み合わせはどれか。

(a) 電池は正極で酸化反応，負極で還元反応がおこる。
(b) ダニエル電池では，正極に銅板，負極に亜鉛板を用いる。
(c) アルカリマンガン乾電池は二次電池に分類でき，充電して繰り返し使うことができる。
(d) 燃料電池では化学エネルギーを直接電気エネルギーとして取り出すため，エネルギーの効率が高い。

(1) [(a), (b)]   (2) [(a), (c)]   (3) [(a), (d)]
(4) [(b), (c)]   (5) [(b), (d)]   (6) [(c), (d)]
(7) [(a), (b), (c)]   (8) [(a), (b), (d)]   (9) [(a), (c), (d)]
(10) [(b), (c), (d)]

問7 実在気体と理想気体に関する次の記述のうち，正しいもののみをすべて含む組み合わせはどれか。

マーク式解答欄　**7**

(a) 理想気体とは，気体分子自身の体積がなく，また気体分子どうしに分子間力がはたらかないとする仮想の気体である。

(b) 実在気体であっても，高温・高圧の状態では理想気体に近いふるまいをする。

(c) 0 ℃，1.0×10^7 Pa では，1.0 mol のメタンの体積は 0.11 L であった。このメタンは理想気体としてふるまう。

(1)	[(a)]	(2)	[(b)]	(3)	[(c)]
(4)	[(a),(b)]	(5)	[(a),(c)]	(6)	[(b),(c)]
(7)	[(a),(b),(c)]				

問8 一定温度において，酢酸 30 g，エタノール 23 g，水 36 g の混合物を反応させ，平衡状態に達した。このときの酢酸エチルの生成量〔 g 〕はいくらか。最も近い値を選べ。ただし，この温度における酢酸エチル生成反応の平衡定数の値は9.0 とし，いずれの物質も液体で存在するものとする。

マーク式解答欄　**8**

(1)	0.25	(2)	1.1	(3)	2.2	(4)	4.4
(5)	11	(6)	22	(7)	44	(8)	88

『余 白』

問9 以下の熱化学方程式に関する次の記述のうち，正しいもののみをすべて含む組み合わせはどれか。

$$C(黒鉛) + O_2(気) = CO_2(気) + 394\,kJ$$

$$2CO(気) + O_2(気) = 2CO_2(気) + 566\,kJ$$

$$2H_2(気) + O_2(気) = 2H_2O(気) + 484\,kJ$$

$$H_2O(液) = H_2O(気) - 44\,kJ$$

$$C(黒鉛) + 2H_2(気) = CH_4(気) + 75\,kJ$$

(a) 一酸化炭素の生成熱は 111 kJ である。
(b) メタンが燃焼して液体の水が生じたときの燃焼熱は 847 kJ である。
(c) 2.0 mol の水を蒸発させると，88 kJ の熱量が発生する。
(d) 炭素（黒鉛）の燃焼熱と二酸化炭素の生成熱は等しい。

(1) [(a), (b)]   (2) [(a), (c)]   (3) [(a), (d)]
(4) [(b), (c)]   (5) [(b), (d)]   (6) [(c), (d)]
(7) [(a), (b), (c)]   (8) [(a), (b), (d)]   (9) [(a), (c), (d)]
(10) [(b), (c), (d)]

『余 白』

2 次の記述を読んで，問い（**問10～問13**）に答えよ。 （23点）

ある濃度の塩酸を **8** 個のビーカーに **50 mL** ずつはかりとり，それぞれのビーカーに **0.50 g** から **4.0 g** まで **0.50 g** きざみの炭酸カルシウムを加えて反応させた。その結果，発生した二酸化炭素の質量と加えた炭酸カルシウムの質量の間に下図で示す関係が得られた。

問10 カルシウムの化合物に関する次の記述のうち，正しいもののみをすべて含む組み合わせはどれか。

マーク式解答欄 **10**

(a) 石灰水に二酸化炭素を通じると，白色沈殿を生じる。
(b) 炭酸塩は石灰岩などの主成分として，天然に広く存在する。
(c) 消石灰に水を加えると，発熱しながら生石灰を生じる。
(d) 塩化物は吸湿性，潮解性が強く，その無水物は乾燥剤や凍結防止剤などに用いられる。

(1) [(a), (b)]   (2) [(a), (c)]   (3) [(a), (d)]
(4) [(b), (c)]   (5) [(b), (d)]   (6) [(c), (d)]
(7) [(a), (b), (c)]   (8) [(a), (b), (d)]   (9) [(a), (c), (d)]
(10) [(b), (c), (d)]

問11 発生する二酸化炭素の回収方法について説明した次の文中の [**ア**]〜
[**エ**] に入れるべき語句の正しい組み合わせはどれか。

マーク式解答欄 **11**

空気は窒素と酸素が約 **4：1** の割合で混合した気体であり，空気の平均分子量
は二酸化炭素の分子量よりも [**ア**]。つまり，同一圧力，同一体積では，
二酸化炭素は空気よりも [**イ**]。また，二酸化炭素は水に [**ウ**]。した
がって，この反応で発生した二酸化炭素は [**エ**] 置換にて回収するのがよ
い。

	ア	イ	ウ	エ
(1)	大きい	重い	溶ける	上方
(2)	大きい	重い	溶ける	下方
(3)	大きい	軽い	溶けない	上方
(4)	大きい	軽い	溶けない	下方
(5)	大きい	軽い	溶けない	水上
(6)	小さい	重い	溶ける	上方
(7)	小さい	重い	溶ける	下方
(8)	小さい	軽い	溶けない	上方
(9)	小さい	軽い	溶けない	下方
(10)	小さい	軽い	溶けない	水上

『余 白』

問12 図の原点と点 **A** を結ぶ実線の傾きに関する次の記述のうち，正しいもののみをすべて含む組み合わせはどれか。

マーク式解答欄　**12**

(a) 実線の傾きは，炭酸カルシウムの式量に対する二酸化炭素の分子量の比に等しい。

(b) 実線の傾きは，未反応の塩化水素の質量の増加により大きくなる。

(c) 各ビーカー中の塩酸の濃度を変化させずに体積を2倍にすると，実線の傾きは2倍になる。

(d) 各ビーカー中の塩酸の濃度を変化させずに体積を2倍にすると，実線の傾きは1/2になる。

(1)　[(a)]	(2)　[(b)]	(3)　[(c)]
(4)　[(d)]	(5)　[(a), (b)]	(6)　[(a), (c)]
(7)　[(a), (d)]	(8)　[(b), (c)]	(9)　[(b), (d)]

問13 反応に用いた塩酸のモル濃度〔mol/L〕はいくらか。最も近い値を選べ。

マーク式解答欄　**13**

(1)　0.020	(2)　0.040	(3)　0.060
(4)　0.080	(5)　0.10	(6)　0.20
(7)　0.40	(8)　0.60	(9)　0.80
(10)　1.0		

『余　白』

3 次の記述を読んで，問い (**問14~問18**) に答えよ。　　(28点)

1. 化合物 **A**，**B**，**C** は，いずれも分子量が **75** 以下で，互いに構造異性体である。
2. **A** 1 mol を完全燃焼させると，二酸化炭素 **3** mol と水 **4** mol が生じた。
3. **A** と **B** は，いずれも金属ナトリウムと反応して気体 **X** が発生したが，**C** は金属ナトリウムとは反応しなかった。
4. **A** を穏やかに酸化すると，まず，化合物 **D** が生成し，さらに酸化すると，酸性化合物 **E** が生成した。一方，**B** を酸化すると，中性化合物 **F** が生成した。
5. **F** は，酢酸カルシウムの熱分解 (乾留) によっても生成する。

問14 化合物 **A** の分子式として正しいものはどれか。

マーク式解答欄 　14

(1) C_2H_5O　　　　(2) $C_2H_5O_2$　　　　(3) C_3H_8

(4) $C_3H_4O_2$　　　　(5) C_3H_6O　　　　(6) C_3H_8O

(7) C_4H_8　　　　(8) C_4H_6O　　　　(9) C_4H_8O

(10) C_5H_{10}

問15 気体 **X** の名称と化合物 **A** 1 mol を金属ナトリウムと反応させたときに発生する気体 **X** の物質量 〔mol〕の組み合わせとして正しいものはどれか。

マーク式解答欄 　15

	気体 **X** の名称	気体 **X** の物質量 〔mol〕
(1)	水素	0.5
(2)	水素	1
(3)	水素	2
(4)	エチレン	0.5
(5)	エチレン	1
(6)	エチレン	2
(7)	メタン	0.5
(8)	メタン	1
(9)	メタン	2

問16　化合物 **A～C** に関する次の記述のうち，正しいもののみをすべて含む組み合わせはどれか。

(a)　**A**，**B**，**C** のうち，最も沸点が低いのは **C** である。
(b)　**A** を脱水すると，シス-トランス異性体（幾何異性体）をもつアルケンが生成する。
(c)　**B** は不斉炭素原子をもつ。
(d)　**C** はエーテル結合をもつ。

(1)　[(a), (b)]　　　(2)　[(a), (c)]　　　(3)　[(a), (d)]
(4)　[(b), (c)]　　　(5)　[(b), (d)]　　　(6)　[(c), (d)]
(7)　[(a), (b), (c)]　(8)　[(a), (b), (d)]　(9)　[(a), (c), (d)]
(10)　[(b), (c), (d)]

問17　化合物 **D～F** のうち，銀鏡反応を示すもののみをすべて含む組み合わせはどれか。

(1)　D　　　　　(2)　E　　　　　(3)　F
(4)　D, E　　　 (5)　D, F　　　 (6)　E, F
(7)　D, E, F

問18　化合物 **A～F** のうち，ヨードホルム反応を示すもののみをすべて含む組み合わせはどれか。

(1)　A, B　　　(2)　A, C　　　(3)　A, F
(4)　B, C　　　(5)　B, E　　　(6)　B, F
(7)　C, E　　　(8)　D, F　　　(9)　E, F

$\boxed{4}$　次の記述を読んで，問い（**問19～問22**）に答えよ。　　　　（23点）

1. 化合物 **A～E** は，いずれもベンゼン環をもつ化合物である。
2. 分子式 $C_{13}H_{10}O_2$ で表される **A** を水酸化ナトリウム水溶液と加熱したのち酸性にすると，**B** と **C** が生成した。
3. **B** は工業的にはクメン法により製造される。
4. **B** のナトリウム塩を高温・高圧のもとで二酸化炭素と反応させたのち酸性にすると，**D** が生成した。
5. **D** に無水酢酸を作用させると，**E** が生成した。

問19　化合物 **A** 99 mg を完全燃焼させたときに生成する二酸化炭素の質量〔mg〕はいくらか。最も近い値を選べ。

マーク式解答欄　**19**

(1)　1.2×10^2	(2)　1.4×10^2	(3)　1.5×10^2
(4)　2.6×10^2	(5)　2.9×10^2	(6)　3.2×10^2
(7)　5.1×10^2	(8)　5.6×10^2	(9)　5.7×10^2

問20　化合物 **B～E** のうち，塩化鉄(Ⅲ)水溶液によって青～赤紫色を呈するもののみをすべて含む組み合わせはどれか。

マーク式解答欄　**20**

(1)　B, C	(2)　B, D	(3)　B, E
(4)　C, D	(5)　C, E	(6)　D, E
(7)　B, C, D	(8)　B, C, E	(9)　C, D, E

問21 化合物 **C** と **D** の名称の正しい組み合わせはどれか。

	化合物 **C**	化合物 **D**
(1)	フェノール	サリチル酸
(2)	フェノール	フタル酸
(3)	フェノール	安息香酸
(4)	ベンジルアルコール	サリチル酸
(5)	ベンジルアルコール	フタル酸
(6)	ベンジルアルコール	安息香酸
(7)	安息香酸	サリチル酸
(8)	安息香酸	フタル酸
(9)	安息香酸	ベンジルアルコール

問22 化合物 **B～E** に関する次の記述のうち，正しいもののみをすべて含む組み合わせはどれか。

(a) **B～E** を含むジエチルエーテル溶液に，過剰の炭酸水素ナトリウム水溶液を加えて分液ロートでよく振り混ぜると，ジエチルエーテル層に溶解しているものは **B** のみである。

(b) **B～E** のうち，エステル結合をもつものは存在しない。

(c) **B～E** のうち，フェーリング反応を示すものは存在しない。

(d) **E** は解熱鎮痛薬として用いられる。

(1) [(a),(b)]		(2) [(a),(c)]		(3) [(a),(d)]	
(4) [(b),(c)]		(5) [(b),(d)]		(6) [(c),(d)]	
(7) [(a),(b),(c)]		(8) [(a),(b),(d)]		(9) [(a),(c),(d)]	
(10) [(b),(c),(d)]					

『以上』

英　語

解答　　　　　　3年度

❶

〔解答〕

問1　3	問2　1	問3　2	問4　4
問5　2	問6　1	問7　4	問8　3
問9　2	問10　5	問11　4	問12　1
問13　1	問14　9	問15　8	問16　3
問17　2	問18　1	問19　3	

〔出題者が求めたポイント〕

問1〜問4　human「人間」。plague「疫病」。plot「ス
トーリー、物語の筋」。sight「光景」。out of sight で
「人目につかず」。

問5　frown[au]/ acknowledge[ɑ]/ eyebrows[au]/
known[ou]/ sorrow[ou]

問6〜問10　全訳参照。

問11　missing「失われた」。miserable「悲惨な」。
mistaken「間違った」。not liked「好まれない」。
not present「存在していない」。

問12　get old「年を取る」。

問13　Although「〜だけれども」。Because「〜なので」。
Moreover「さらに」。Therefore「だから」。Moreover
と Therefore は副詞なので、構造上入らない。

問14〜問15　正解の英文 I (didn't) (think) (about)
(what) (it) (was) (like) (for) (them)

問16　正解の英文 it(went) (on) (behind) (closed)
(doors)

問17　occupied by「〜によって占められる」。

問18　正解の英文
and the(older) the(age) the(higher) the(chance)

問19　第⑦パラグラフの第3、4文から。

〔全訳〕

①　私はかつて、私たちは記憶でできていると言ったの
だが、記憶が失われると何が起こるのか。そのとき、
私たちは誰なのか。もし正気でなくなったら、私たち
はどこへ行ってしまうのか。もしストーリーを失った
ら、今自分のいる物語はどうなるのか。つらい最後の
瞬間でさえ、私は父が父でないとは思いもしなかった
——同時に、父は自分を失ってしまったと感じたが。
彼は去ったが、彼は依然としてそこにいた。彼は不在
だったが、にもかかわらず力強く存在していた。言葉
や記憶を超えて持ちこたえた何かがあった。それはお
そらく、川が岩に痕跡を残すように、生命が彼の中に
擦り込んだ轍のような跡だった。彼はまだ優しさを残
していた。彼の過去は、笑顔に、しかめ面に、濃い銀
色の眉をつり上げる様子の中に生き続けていた。それ
は私たちの中に生き続けていた。彼は私たちを認識で
きなかっただろうが、私たちは彼を認識することがで
きた。消すことのできない、この実体を表す言葉が何
なのか、私には分からない。かつてそれは、「魂」と

言われたのかも知れない。

②　文明、統制、そして安全は、「深海の堅くなった表面」
を形成する。多くの場合心の片隅に追いやられている
が、私たちすべての中に、自分自身を制御する力がい
かに弱く、自分の心や体を支配する力がいかに心もと
ないかという不安な意識がある。認知症——数多く
の、そしてしばしば痛ましい形態の認知症——は私た
ちに、自分であること、人間であることとは何かを問
いかける。

③　それはしばしば現代の疫病と呼ばれる。それは「世
紀の病」なのだ。2015 年、英国では推定 85 万人が認
知症を抱えて暮らしていた。同じ数の人が診断未確定
と考えられた。[A]人口が高齢化するにつれて、この
数字は、2021 年には 100 万人以上、2051 年には 200
万人以上に増加すると見積もられている。米国では
2017 年には 550 万人と推計されている。世界保健機
関によると、世界には約 4700 万人の認知症患者がい
る。3 秒に 1 人が認知症になっている。

④　人々は認知症をまるで時限爆弾であるかのように話
す。ところが実は、この爆弾はずっと以前に、静かに、
ひそかに、人目につかないところで爆発しているの
だ。取りこわし作業は、隠れて行われたのだ。認知症
をかかえて生きる男女は、しばしば失われた人々だ。
自立、繁栄、若さ、成功を大切にし、弱さから目をそ
らす社会によって、忘れられ、否定された人々だ。彼
らは、私たちが年をとり、衰弱すること、ついにはす
べての人に死が訪れることを思い出させてくれる。あ
らゆる病気の中で、それは私たちが今最も恐れるもの
だ。それは「苦難の物語」であり、苦難と同じように、
いつまでも続く。

⑤　そして、この苦難は、個人から、彼らの世話をし、
彼らを大切に思う人々へ、彼らのコミュニティへ、そ
して国全体へと広がる。ある医師が私に言ったことだ
が、認知症は、「患者、介護者、医療システム、社会
的ケアに対して、およそ敬意を払わない ..[B]それは、
私たちが作り上げた体制にしっくり適合しない」。認
知症ほど、患者だけでなく、周囲の人にも影響を与え
ることで特徴づけられる病気は他にない。その意味す
るところは、生理学的、心理学的、社会的、経済的、
政治的、哲学的である。そのコストは計量不能、つま
り、[C]それは金銭的なコストではないということだ。
もちろんそれも莫大だが（アルツハイマー・ソサエ
ティの推定によると、そのコストは、英国だけで 260
億ポンド、世界では 8180 億ドル——2018 年までに 1
兆ドルに達する見込み——であり、がん、脳卒中、心
臓病を合わせたコストを上回っている）。恥かしさ、
混乱、恐怖、悲しみ、罪悪感、孤独など、人間的観点
からのコストのことを言っているのだ。それは、私た
ちが生きている社会について、私たちが持っている価
値観について、人生そのものの意味について、深い道

⑥ 同時に、私たちはそれに注目した最初の世代でもある。私が子供の頃、認知症はほとんど目に見えず、認識されていなかった。母方の祖父も、父の祖母も認知症だった。私はそれに気づいていたが、ぼんやりとだった。彼らは、かつて私の生活の中で生き生きとしていたのに、当時こすって消されつつある人物になりつつあった。私は多分、彼らに当惑していたのだ。というのは、かつて彼らは権威者であったのに、今や全く無力だったからだ。そして、私はこの病気の身体的な性質にも少し不安を感じていたが、それが彼らにとってどのようなものであるかについて考えなかったし、演じられる悲劇——時には不快な茶番——を想像することもなかった。それは恥辱であり、恥ずかしさ、恐れ、否定の源であり、それは水面下で続いていた。口にするのもはばかられる語だった。

⑦ 私たちは今、20年、30年前とは根本的に異なる形でそれを認識しており、この認識は社会的、政治的、道義的責任を伴っている。今では、以前隠されていたものを目にすることができる。1970年代、イギリスには認知症の人が約30万人いて、国中に薄く広がっていた。今日、その数は3倍である。25年後には約170万人になるだろう。米国では、1999年から2014年までの15年間に、アルツハイマー病だけで死亡する人の割合が55％増加している。病棟（一般病棟でも）に行ってみれば、いくつかの、あるいは大半のベッドが認知症患者で占められていることが分かる。老人向けの居住型介護施設に行ってごらんなさい。死亡記事を見てごらんなさい。（この本について考えていたとき、私はこの病気で亡くなりつつある、あらゆる有名人のリスト作りを始めた。しかし、私はそれを放棄した。あまりにも数が多く、しかもリストは増え続けた。[D]私は追いきれなかったのだ。）ニュース記事——気分が高揚する記事、悲鳴を上げたくなるような記事——を読んでごらんなさい。私は、この病気と何らかの形で近い関係を持たない人を、ほとんど一人も知らない。[E]それは、私たちの周囲いたる所に、家族の中、遺伝子の中にある。私たち自身の未来の中にある（80歳以上の人の約6人に1人が認知症になる。年齢が上がるほど認知症になる確率は高くなる。庭に狙撃兵がいるようなものだ）。あなたか私がなるのでなければ、私たちが愛する人がなるのだ。

2
〔解答〕

| 問20 | 4 | 問21 | 4 | 問22 | 3 | 問23 | 4 |
| 問24 | 4 | 問25 | 3 | 問26 | 2 | 問27 | 4 |

〔出題者が求めたポイント〕

問20 cause＋O＋to Vなので、不定詞のto burn outが正解。

問21 Why don't you ～ ?「～するのはどう？」。～には動詞原形がくる。How about ～ ?とWhat do you say to ～ ?も類似の意味だが、いずれも～にはVing（動名詞）がくる。

問22 apply for「～に出願する、申し込む」。

問23 Training has shown me the depth of ～「トレーニングは～の奥深さを教えてくれた」。

問24 There wasn't a moment of hesitation「一瞬のためらいもなかった」。

問25 the shortage of personal protective equipment「個人用防護具の不足」。

問26 at the opposite end of career spectrum「職種範囲の対極（反対の端）に」。

問27 It should be compulsory for all doctors to have acting training. は、It is ～ for…to Vの仮主語構文。意味は、「全ての医師が演技の訓練を受けることを義務付けられるべきだ」。

〔全訳〕
どのように医療に足を踏み入れたのか。

私は10年間、リーズ大学で医学を学び、インターンとして働いた。それから3年間GP（一般診療医）の訓練を受けた。私は29歳で、GPであることはとても困難だった。このサービスは資金不足で、需要に圧倒されており、私を含め多くの医師が燃え尽きてしまった。私は毎日40人の患者を診ており、体力的にも精神的にも疲れきって帰宅していた。私は厳しい決断をしなければならなかった。私は幸せではなく、仕事をするのが苦しかったからだ。私はフリーランスになって救急診療部で働くことにした。

演技を始めたきっかけは何か。

フリーランスになったとき、私は、自分自身に集中し、人生の他の側面を探求することに決めた。友人のひとりに、「演技のコースをやったらどう？」と言われ、それ以来夢中になった。アクターズ・センターとシティ・アカデミーで短期講習を取り、スペインで働いていた俳優の友人がいたので、そこに行ってコースを受けた。色々さまよって、去年の夏、ついに演劇学校に出願した。オーディションを受け始め、ドラマ・スタジオ・ロンドンに職を得た。

トレーニングはどうだったか。

それは私の人生で最高の経験の一つだった。医師養成は難しいと言われるが、演劇学校は全く新しいレベルだ。私は刺激を受け、自分自身について多くを学んだ。私は、ほとんど盲目的に短期講習をやり始めた。とても興味はあったが、理解はしていなかった。トレーニングは私に、演ずることの奥深さと、精を出すべき場所を教えてくれた。

新型コロナウイルスのパンデミックの中、働くとはどういうことなのか。

同僚を助けるために戻ることに関しては、私の心の中に一瞬のためらいもなかったので、ドラマスタジオが終わるとすぐ、私は勤務していた病院に戻った。何とかや

ってはいるが、かなりのストレスがある。ストレスになるのは、個人用防護具の不足だ。我々は十分に保護されていない。国民からの支持——寄せられた食物の量と、明らかなNHS(国民保険サービス)からの称賛——は信じられないほどだ。人々は感謝の気持ちを語り続けている。そのおかげで、仕事はやりがいのあるものになり、続けることができている。

演ずることは、医者であることの役に立ったのか。

　間違いなく役立った。多くの人は、医療と演技は職種の範囲の中では対極に位置すると考えているが、どちらも行動の研究なので似たところがある。話を聞いたり、反応したり、話したりすることなど、私が俳優として学んだスキルは、患者とコミュニケーションを取ることと、より信頼できる医者になることにつながる。医学部を卒業して以来最高の専門能力開発だったと言える。我々は、より良い医者になるために何をしたかを毎年査定される。昨年私は、演技訓練がメインだった。全ての医師が演技の訓練を受けることを義務付けられるべきだ。

❸

〔解答〕

問28	2	問29	3	問30	2	問31	1
問32	2	問33	5	問34	1	問35	3
問36	4	問37	6	問38	4	問39	1
問40	2	問41	6	問42	4	問43	4
問44	2	問45	3	問46	1		

〔出題者が求めたポイント〕

問28　m<u>e</u>mory[e]/<u>e</u>minent[e]/<u>e</u>vent[i]/<u>e</u>verything[e]/rem<u>e</u>mber[e]

問29　save for「〜を除いて」。as for「〜に関して」。call for「〜を要求する」。except for「〜を除いて」。send for「〜を呼びにやる」。

問30〜問31　全訳参照。external「外的」。internal「内的」。

問32　farは比較級を強調する。

問33　compare A with B「AをBと比べる」。

問34　be good at「〜が上手だ」のgoodが比較級のbetterになった形。

問35　whether or notの形。

問36　dependent upon「〜に依存している」。

問37〜問38　正解の英文(let)(us)(reflect)(on)(how)(well)(you)(can)remember〜

問39〜問40　正解の英文(this)(represent)(a type)(of)(memory)which we tend to(take)(for)(granted)

問41〜問42　正解の英文(we)(will)(typically recall)(their faces)(and)(other)(distinguishing)(features)that〜

問43〜問46　全訳参照。

〔全訳〕

①　私たちが、何を、なぜ、どのように記憶するのかという問題の究明に向け、さまざまな研究が行われてきた理由は明らかである。記憶は重要な心理的プロセスだからだ。高名な認知神経科学者であるミシェル・ガザニガは次のように述べている。「現在という薄い境界を除けば、人生のすべては記憶である」と。記憶によって、私たちは、誕生日や休日、そして、何時間も、何日も、何カ月も、あるいは何年も前に起こった大切な出来事を思い出すことができる。私たちの記憶とは、個人的で「(ア)内的」なものだ。しかし、記憶がなければ、「(イ)外的」行為——例えば、会話をしたり、友人の顔を認識したり、約束を覚えていたり、新しい考えに基づいて行動したり、仕事で成功したり、さらには歩行の学習さえ——を行うことができない。

②　記憶とは、単に過去に遭遇した情報を想起させるだけのものではない。過去の出来事の経験が、後になって人に影響を与えるときはいつも、過去の経験の影響は、その過去の出来事の記憶を反映している。

③　記憶の気まぐれは次の例で説明できる。間違いなく、あなたはこれまで生きている中で何千もの硬貨を見てきた。しかし、あなたがポケットに入れているかも知れない典型的な硬貨を、どれだけうまく思い出せるか考えてみよう。それを見ずに、数分かけて、特定金額の硬貨を記憶から引き出してごらんなさい。そして、あなたのイメージを硬貨そのものと比べてみなさい。硬貨の記憶はどれくらい正確だったか。例えば、顔は正しい方向を向いていたか。硬貨の中の言葉を(もしあれば!)いくつ思い出せたか。その言葉は正しく並べられたのか。

④　1970年代と1980年代に、まさにこのテーマについて組織的な研究が行われた。研究者たちによると、ほとんどの人は、硬貨のような非常に身近なものについての記憶が極めて乏しいという。これは私たちが当たり前のように考えがちなタイプの記憶を表している(しかし、その記憶はある意味、実際には存在していないのだ!)。切手など身近な親しみあるもので試すか、職場の人や頻繁に交際する人が普段着ている服の詳細を思い出すよう努めてみよう。ここでのポイントは、私たちが、自分にとって最も目立っていて、役に立つ情報を覚えている傾向があるということだ。例えば、硬貨の頭や文字の向きよりも、硬貨の大きさや大きさ、色を思い浮かべる方がはるかに得意かも知れない。なぜなら、お金を使っているとき(つまり、お金が考案された、支払いと交換という主要な目的に使っているとき)は、硬貨の大きさや大きさ、色の方が、私たちにとってより関わりのあることだからだ。そして、人を思い出すとき、変化する可能性のあるもの(例えば、個人の衣服)ではなく、比較的変化することのない相手の顔や他の際立って特徴的な目鼻立ちを(それゆえ、彼らを特定するのに最も有用な特徴を)、私たちは概して思い出すものだ。

⑤　硬貨や衣服について考えるよりも、たいていの人にとって、ⅰ)講義に出席しⅱ)その後[A]試験会場において、講義で教わったことをうまく呼び起こす学生の

ケースで記憶の役割を考える方がおそらくより容易だろう。これは、私たち自身の学生時代から親しみのあるタイプの「記憶」だからだ。しかし、講義や情報自体を「記憶」していないのに、それでも講義から得た情報をより一般的に使用している場合（つまり、たぶん講義について考えることも、講義の中で提示された具体的な情報を思い出すこともない記憶——エピソード記憶と呼ばれる記憶の場合）でも、記憶が学生にとって依然として有効な役割を果たしているかどうかは、さほど明らかではないかも知れない。

⑥ 講義で提示された情報を学生がより一般的に使用する場合、私たちはこの情報を意味記憶に入ったものと呼ぶが、これは「一般知識」とも呼ばれるものにほぼ類似する。さらに、その学生が後で講義のトピックに興味（または顕著な無関心）を抱くようになった場合、その関心は、たとえ[B]その学生が当該のテーマの講義に出席したことを、意識的に思い出すことができなくても、その関心自体が以前の講義の記憶を反映している可能性がある。

⑦ 同じように、学ぶつもりがあろうとなかろうと、記憶は一定の役割を果たす。実際、本格的な研究を行う場合とは違って、私たちの時間が、後で思い出すために出来事を記録するために使われることは比較的少ない。逆に、私たちはほとんどの時間、ただ日常生活を送っているだけだ。しかし、もしこの日常生活の中で何か目立ったことが起こると（それは、ホモサピエンスとしての人類進化の歴史においては脅威や報酬と関連していたかも知れないが）、決まった生理学的、心理学的プロセスが作動し、[C]私たちは普通、これらの出来事をとてもよく憶えている。例えば、私たちの多くは、大きな駐車場に停めた車の場所を忘れた経験がある。しかし、駐車中に事故に遭い、自分の車か隣りの車、もしくはその両方が損傷を受けると、固有の「闘争か、恐怖か、逃走か」のメカニズムが始動するため、通常私たちはこうした出来事（と私たちの車の位置）は、確実によく覚えている。

⑧ というわけで、実は、記憶は出来事を覚えておこうとする意図に依存しているのではない。さらに、過去の出来事は、その出来事に対する記憶の十分な証拠を提示するには、（先に講義に出席した学生の例で考察したように）私たちの思考、感情、行動に影響を与えさえすればよいのだ。記憶はまた、[D]過去の出来事を検索したり利用したりする意図に関係なく、一定の役割を果たす。過去の出来事の影響の多くは意図されることなく、予想外に「頭に浮かぶ」かも知れない。過去数十年間の研究者による研究が示すように、情報の検索は我々の意図に反するかも知れない。この問題は、トラウマ的記憶の検索といった現象を背景に、最近大いに話題になっている。

4

〔解答〕
問47 2　問48 1　問49 4　問50 3
〔出題者が求めたポイント〕
問47〜問50　全訳参照。
〔全訳〕
　「オタク」という言葉が使われるようになったのは1980年代だ。[A]その意味するところは時代によって微妙に異なるが、当初は、以下のようなややネガティブな意味を持っていた。すなわち、「人とのコミュニケーションが苦手で、他人のことを考慮せずにできる趣味に没頭する人」という意味だった。[B]現在でもその負の側面は残っているが、意味する範囲は広がっており、「鉄道オタク」や「フィットネスオタク」など、「変わり者」とか「熱心な人」の同義語として気軽に使われている。

　狭い意味で「オタク」とは、アニメ、テレビゲーム、アイドル、美少女漫画、自作コンピュータなどに熱中している人のことだ。海外では、「オタク」は日本の大衆文化全般に興味のある人を指す。それゆえ、[C]この言葉の理解には極めて大きな違いがある。

　しかし、海外でもオタクにはさまざまなタイプがある。[D]ある者は全くの熱狂的愛好家で、ブックフェアやテレビゲーム大会で好きな漫画のキャラクターに扮装する。またある者は日本語で漫画が読みたくて日本語の勉強をし始める。他にもさまざまなタイプがあるが、いずれにせよ、彼らは日本文化の一側面の熱烈なファンなのだ。

化　学

解答　　　　3年度

❶

〔解答〕

問1(6)　　問2(7)　　問3(9)　　問4(4)　　問5(7)
問6(5)　　問7(1)　　問8(6)　　問9(3)

〔出題者が求めたポイント〕

質量パーセント濃度とモル濃度の変換，中和熱，pH，電子配置，冷却曲線，貴ガス(希ガス)の性質，電池，実在気体と理想気体，化学平衡，熱化学方程式

〔解答のプロセス〕

問1　水溶液 $1\,\mathrm{L}\,(=1000\,\mathrm{cm}^3)$ あたりの質量は，

$$1000 \times 1.5\,\mathrm{g/cm^3} = 1500\,\mathrm{g}$$

この中に含まれる NaOH の質量は，

$$1500 \times \frac{48}{100} = 720\,\mathrm{g}$$

NaOH のモル質量は $40\,\mathrm{g/mol}$ なので，物質量は，

$$\frac{720}{40} = 18\,\mathrm{mol}$$

よって，求めるモル濃度は，

$$\frac{18}{1} = 18\,\mathrm{mol/L}$$

問2　H_2O が $1\,\mathrm{mol}$ 生成するとき $56\,\mathrm{kJ}$ の発熱がある。$1.12\,\mathrm{kJ}$ の発熱で発生する H_2O の物質量は，

$$\frac{1.12}{56} = 0.020\,\mathrm{mol}$$

反応開始前に NaOH は $0.040\,\mathrm{mol}$ 存在しているので，NaOH，HCl は $0.020\,\mathrm{mol}$ ずつ反応したことになり，反応後 NaOH は $0.020\,\mathrm{mol}$ 残っている。以上より，

$$[OH^-] = 1 \times \frac{0.020}{(1.0+1.0)} \times 1 = 1.0 \times 10^{-2}\,\mathrm{mol/L}$$

$$pOH = 2$$

25℃の場合，pH＋pOH＝14 より，pH＝12

問3　A は N，B は F，C は Ne である。

(b)(誤)N_2 の電子式は次のように3組の共有電子対と2組の非共有電子対からなる。

:N::N:

(d)(正)C は Ne で貴ガス(希ガス)であるため，価電子の数は0となり，最も少ない。

問4　冷却曲線のそれぞれの領域の説明は次のとおり。

(ア)凝固が始まる。

(イ)凝固熱によって，凝固点まで温度が上昇する。

(ウ)凝固熱と冷却のスピードが等しく，温度が一定に保たれる。また，この状態は，固体と液体が共存している状態である。

(エ)すべて固体で存在する。つまり，凝固熱が発生しなくなるため，温度が低下する。

(a)(誤)X ⟶ A (C)

(d)(誤)固体のみ ⟶ 固体と液体が共存している状態

問5　(d)(誤)β線 ⟶ α線　β線は原子核から飛び出す，電子のことをいう。

問6　(a)(誤)電子は負極から正極へ向かって移動する。つまり，負極は電子を放出するので酸化反応，正極は電子を受け取るので還元反応である。

(c)(誤)マンガン乾電池やアルカリマンガン乾電池などは，放電し続けると起電力が低下し，回復することができないので，一次電池である。鉛蓄電池やリチウムイオン電池のように，放電時とは逆向きに外部から電流を流すと起電力を回復させる電池を二次電池(蓄電池)という。

問7　(a)(正)すべての温度，圧力で状態方程式が成り立つと仮定した気体を理想気体という。理想気体は，分子自身の大きさ(体積)がなく，分子間力がはたらかないと考えた仮想的な気体である。

(b)(誤)高温・高圧 ⟶ 高温・低圧

気体の圧力を低くすると，気体の体積が大きくなり，分子間の距離も大きくなるので，分子間力が弱くなり，分子自身の体積が無視できるため理想気体に近づく。

(c)(誤)気体の状態方程式に代入する。

$$1.0 \times 10^7 \times V = 1.0 \times 8.3 \times 10^3 \times 273$$
$$V = 0.23\,\mathrm{L}$$

問8　酢酸の物質量は，$0.50\,\mathrm{mol}$，エタノールの物質量は，$0.50\,\mathrm{mol}$，水の物質量は，$2\,\mathrm{mol}$ である。平衡状態に達するまでに反応する酢酸の物質量を $x\,[\mathrm{mol}]$ とすると，次のようになる。

$$CH_3COOH + C_2H_5OH \rightleftharpoons CH_3COOC_2H_5 + H_2O$$

	はじめ	変化量	平衡時
CH_3COOH	0.50	$-x$	$0.50-x$
C_2H_5OH	0.50	$-x$	$0.50-x$
$CH_3COOC_2H_5$	0	$+x$	x
H_2O	2	$+x$	$2+x$

容器の容積を $v\,[\mathrm{L}]$ とすると，

$$[CH_3COOH] = \frac{0.50-x}{v}, \quad [C_2H_5OH] = \frac{0.50-x}{v},$$

$$[CH_3COOC_2H_5] = \frac{x}{v}, \quad [H_2O] = \frac{2+x}{v}$$

平衡定数の式に代入して

$$K = \frac{[CH_3COOC_2H_5][H_2O]}{[CH_3COOH][C_2H_5OH]}$$

$$= \frac{\dfrac{x}{v} \times \dfrac{2+x}{v}}{\dfrac{0.50-x}{v} \times \dfrac{0.50-x}{v}} = 9.0$$

$x < 0.50$ より, $x = 0.25$

よって, 酢酸エチルの生成量は, $88 \times 0.25 = 22\,\mathrm{g}$

問9

$$C(黒鉛) + O_2(気) = CO_2(気) + 394\,kJ \qquad \cdots ①$$
$$2CO(気) + O_2(気) = 2CO_2(気) + 566\,kJ \qquad \cdots ②$$
$$2H_2(気) + O_2(気) = 2H_2O(気) + 484\,kJ \qquad \cdots ③$$
$$H_2O(液) = H_2O(気) - 44\,kJ \qquad \cdots ④$$
$$C(黒鉛) + 2H_2(気) = CH_4(気) + 75\,kJ \qquad \cdots ⑤$$

④×2＋③ より

$$2H_2(気) + O_2(気) = 2H_2O(液) + 572\,kJ \qquad \cdots ⑥$$

(a)(正)①－(②÷2)より CO の生成熱は $111\,kJ/mol$ となる。

(b)(誤)－⑤＋①＋⑥より CH_4 の燃焼熱は $891\,kJ/mol$ となる。

(c)(誤) 2mol の水を蒸発させるのに 88kJ の熱量が必要である。

(d)(正)①の熱化学方程式は C(黒鉛) の燃焼熱と CO_2 の生成熱をあらわす。

2

〔解答〕

問 10 (8)　　問 11 (7)　　問 12 (1)　　問 13 (9)

〔出題者が求めたポイント〕

Ca の化合物, 化学反応式の量的関係

〔解答のプロセス〕

問 10　(a)(正)$Ca(OH)_2 + CO_2 \longrightarrow CaCO_3 + H_2O$

(b)(正)$CaCO_3$ は, 石灰岩, 大理石, 貝殻などの主成分として, 天然に広く存在する。

(c)(誤)酸化カルシウム(生石灰)に水を加えると, 発熱しながら反応し, 水酸化カルシウム(消石灰)になる。

$$CaO + H_2O \longrightarrow Ca(OH)_2$$

(d)(正)$CaCl_2$ は水によく溶け, 吸湿性, 潮解性が強い。無水物は乾燥剤や融雪剤などに用いられる。

問 11　空気の平均分子量は, $28 \times \dfrac{4}{5} + 32 \times \dfrac{1}{5} = 28.8$

よって, CO_2 の分子量 44 よりも小さい。

問 12

この反応は次のようにあらわされる。

$$CaCO_3 + 2HCl \longrightarrow CaCl_2 + CO_2 + H_2O$$

(a)(正)傾きは $\dfrac{y\,の増加量}{x\,の増加量}$ で求まる。x 軸が $CaCO_3$ の質量, y 軸が CO_2 の質量なので, 正しい。

(b)(誤)原点からA点までは塩酸が過剰にあり, $CaCO_3$ の質量で発生する CO_2 は決まる。よって, 未反応の HCl は関係ない。

(c)(d)(誤)HCl がすべて反応する点が A である。この時の $CaCO_3$ の物質量は, 0.020mol なので, ビーカー内には 0.040mol の HCl が含まれている。同一濃度で

体積を2倍にすると, ビーカー内に HCl は 0.080mol 含まれることになるので, A 以降が x 軸に平行にならず, $CaCO_3$ が 4.0g の点まで同じ傾きで直線が続くことになる。

問 13　問 12 (c)(d)の解説より, ビーカー内の HCl の物質量は 0.040mol である。体積は 50mL なので, 求めるモル濃度は,

$$\frac{0.040}{\dfrac{50}{1000}} = 0.80\,mol/L$$

3

〔解答〕

問 14 (6)　　問 15 (1)　　問 16 (3)　　問 17 (1)　　問 18 (6)

〔出題者が求めたポイント〕

アルコールとエーテル, アルコールの酸化, 銀鏡反応, ヨードホルム反応

〔解答のプロセス〕

問 14　1 mol の $C_xH_yO_z$ を完全燃焼させたときの化学反応式は,

$$C_xH_yO_z + \left(x + \frac{y}{4} - \frac{z}{2}\right)O_2 \longrightarrow xCO_2 + \frac{y}{2}H_2O$$

3mol の CO_2 と 4mol の H_2O が生成しているので,

$x=3$, $y=8$

$z=1$ の場合, 分子量は 60

$z=2$ の場合, 分子量が 76 となり, 75 以下に矛盾する。

よって, 化合物 A の分子式は, C_3H_8O

問 15　化合物 A, B は金属 Na と反応するのでアルコールで, 一方, 金属 Na と反応しない化合物 C はエーテルである。なお, 化学反応式は次のようになる。

$$2R{-}OH + 2Na \longrightarrow 2R{-}ONa + H_2$$

よって, 化合物 A と気体 X(水素)は 2：1 で反応する。

問 16　(a)(正)C はエーテルであるので, 水素結合をもつ化合物 A, B より沸点は低い。

(b)(誤)C_3H_8O のアルコール(化合物 A, 化合物 B)は次の2通りが存在する。それぞれを 160～170℃ で脱水すると次の化合物が生成する。

どちらの化合物からも同一のアルケンが生成して, このアルケンはシス-トランス異性体は存在しない。

(c)(誤)化合物 A を酸化すると酸性化合物が得られるので第一級アルコール, 化合物 B を酸化すると中性化合物が得られるので, それぞれの化合物は次の通り。

化合物 B には不斉炭素原子は存在しない。

(d)(正)化合物 C は次の構造式である。

問17　銀鏡反応を示すのはアルデヒドであるので，化合物 D のみが該当する。

問18　ヨードホルム反応が起こる化合物は次の構造をもつ化合物である。

R：アルキル基 or H

よって，化合物 B，F がヨードホルム反応を示す。

4

〔解答〕

問19(5)　　問20(2)　　問21(7)　　問22(9)

〔出題者が求めたポイント〕

けん化，有機化合物の構造分析，クメン法，サリチル酸の反応

〔解答のプロセス〕

3. より化合物 B はクメン法で製造される物質なのでフェノールである。

4. より化合物 D はサリチル酸である。

5. より化合物 E はアセチルサリチル酸である。

2. より化合物 A をけん化(加水分解)するとフェノールと化合物 C(カルボン酸)が得られるので，化合物 C の分子式は，

$$C_{13}H_{10}O_2 + H_2O - C_6H_6O = C_7H_6O_2$$

化合物 C の不飽和度 $= \dfrac{(2 \times 7 + 2) - 6}{2} = 5$　化合物 C

はベンゼン環をもつカルボン酸なので，安息香酸と決まる。

問19　$C_{13}H_{10}O_2$ 1mol から 13mol の CO_2 が生成する。

$$\dfrac{99}{198} \times 13 \times 44 = 286\,g$$

問20　塩化鉄(Ⅲ)水溶液によって青～赤紫色に呈するのは，フェノール性のヒドロキシ基をもつ化合物なので，化合物 B と D が適する。

問22　(a)(正)塩の状態になると水層へ移動するので，$NaHCO_3$ を加えても塩にならないものがエーテル層に残ることになる。酸の強さは，「硫酸・塩酸・スルホン酸＞カルボン酸＞炭酸＞フェノール類」なので，炭酸よりも弱い酸であるフェノール類が塩にならずエーテル層に残る。

(b)(誤)化合物 E はエステル結合をもつ。

(c)(正)フェーリング液の還元反応を示すものはアルデヒド基(ホルミル基)をもつ化合物である。B～E にアルデヒド基をもつ化合物は存在しない。

(d)(正)アセチルサリチル酸は解熱鎮痛剤として用いられる。

令和2年度

問　題　と　解　答

英 語

問題
（60分）

2年度

問1〜問50の解答を，指定された解答欄にマークせよ。

【 1 】 次の英文を読んで，**問1〜問19**に答えよ。番号①〜⑧はパラグラフを示す。
（38点）

① What is pain? It is all too easy to assume that everybody already knows the answer to this question. We've all *stubbed a toe, put a ⬚thumb⬚ between hammer and nail, or had a headache. <u>Countless millions （　　）（　ア　）（　　）（　　）（　イ　）（　　）（　　）（　　）</u>. Millions of others know about cancer pain and the pain（　ウ　）by treating it. *Intuitively, pain would seem to be implicitly understood but resistant to attempts at description. It may *suffice for many to simply acknowledge that pain *is*, and leave it at that.
(*注　stub a toe：つま先をぶつける　　intuitively：直観的に言えば　　suffice … ：〜で十分である)

② For many others, however, and ⬚not least⬚ for the medical community, pain remains *enigmatic, mysterious, and frustrating. The International Association for the Study of Pain (IASP) is a non-profit society founded in 1973 by John Bonica (1917-94). Bonica pioneered research into pain management in the United States after an early career as a professional wrestler that caused his own lifelong ⬚chronic⬚ pain conditions. The IASP was to promote pain research in the field of medicine, broadly defined. Its current 'official' definition of pain, and the guiding principle for publications in its journal, *Pain*, is as follows: 'Pain is an unpleasant *sensory and emotional experience associated with actual or potential tissue damage or described in terms of such damage'. For a whole variety of reasons, <u>this definition （　　）（　　）（　エ　）（　　）to（　　）（　オ　）, and （　　）（　　）</u>.
(*注　enigmatic：不可解な　　sensory：感覚上の)

③ Pain is unpredictable and resistant to standards of measurement and treatment. It gets bundled up with confusing social and cultural factors. For those with injuries of various severities, it often appears when it technically shouldn't, and fails to appear when one would have assumed it would. Then there are those（　カ　）suffer with chronic pain, (キ) complaints have been difficult to correlate with any particular injury or *lesion, or even *allusions to such, and for (ク) medication seems to be of no help. Moreover, people complain of pain even where there is no injury. Feelings *hurt*. Hearts *break*. Do such phrases hint at a deeper understanding of how pain works and what pain means? A *multidisciplinary account of pain shows that attempts to fix a definition *belie the fluid nature of pain itself.

(*注 lesion：傷害 allusions：ほのめかし multidisciplinary：多くの専門分野からなる belie …：〜に反する)

④ Pain has become one of the most challenging medical mysteries of modern times, in terms of how it works (pain mechanisms), how to treat it (pain management), and what it means (pain experience). Enormous strides have been taken in recent decades [A]. Contemporary pain specialists *aver a 'biopsychosocial' model of pain, in which the body and mind are bound up with social factors that add up to our collective pain experiences. No account of pain that eliminates any one or more of these three factors — biological, psychological, social — will afford a satisfactory understanding of painful phenomena.

(*注 aver …：自信をもって〜を主張する)

⑤ Yet for most of the modern medical history of pain, the psychological element was abstracted as an irrational modifier of physical signs. All too commonly, chronic pain sufferers had their 'character' called into question because doctors could not find sufficient physical causes of their distress. And if psychological factors were *underplayed or misunderstood, social and cultural factors were, until quite recently, more or less ignored. [B] is that, throughout history, and all across the world, most sufferers of pain shared a biopsychosocial understanding of their plight, even if they could not quite articulate it as such.

(*注 underplay：あまり重要ではないかのように扱う)

⑥ There is a massive store of knowledge about pain, much of it historical, which helps situate contemporary medical accounts. To understand pain as it is, one must understand the vast possibilities of pain experience. It cannot be reduced *axiomatically because [＿＿＿＿C＿＿＿＿]. How we communicate－that is, the labels we give to pain－and how we *conceptualize－that is, the ways in which we *see* pain, especially in others－are (＿＿)(ケ)(＿＿) in (＿＿)(コ)(＿＿)(＿＿).

(*注　axiomatically：公理のように　　conceptualize：概念化する)

⑦ Both the history of pain and current medical investigations of pain have had to tackle [＿＿＿＿D＿＿＿＿]. What is it to see pain? What does sympathy or *empathy with pain depend on? Is empathetic pain, in fact, really the same as first-hand pain? These questions are *part and parcel of contemporary approaches to pain that seek continually to *entangle the physical and the emotional, the body and the mind, and the brain and the world.

(*注　empathy：共感　　part and parcel：本質的な部分　　entangle：絡ませる)

⑧ This *holistic focus keeps us grounded in worlds of pain, where expression is as important as, and sometimes a complicating factor to, both experience and a science of sensitivity. It is necessary to look at pain, not only to see what it is in a positive, physiological sense, [＿＿＿＿E＿＿＿＿]. To see pain, suffering, *anguish, grief is, most of the time, to understand it and to enter into it.

(*注　holistic：全人的療法の　　anguish：苦悩)

問１：以下の各語の下線部の発音の中で, 第①パラグラフ中の [thumb] の下線部の発音と同じ発音のものを１つ選べ。

1.　comb　　2. cost　　3. count　　4.　country

マーク式解答欄　　1

問2～問3：第①パラグラフ中の下線部 <u>Countless millions (　　　)（　ア　）（　　　)</u> <u>(　　)（　イ　）（　　　)（　　　)（　　　)</u>が次の日本文に相当する英文になるように，それぞれの（　　　）内に最も適切な語を下から選んで入れるとき，（　ア　）～（　イ　）に入れるべき語を次から選べ。各語は1回ずつ使用のこと。

「数えきれないほど多くの人々が，背中の痛みがどういうものかを知っている」

    1. back   2. have   3. is   4. it   5. know
    6. pain   7. to   8. what

    問2：（　ア　）に入れるべき語はどれか。　　　マーク式解答欄　　2
    問3：（　イ　）に入れるべき語はどれか。　　　マーク式解答欄　　3

問4：第①パラグラフ中の（　ウ　）に入れるべき最も適切な語句を次から選べ。

    1.　be caused
    2.　caused
    3.　causing
    4.　to cause

                           マーク式解答欄　　4

問5：第②パラグラフ中の　not least　の最も適切な意味を次から選べ。

    1.　especially
    2.　for the time being
    3.　from time to time
    4.　not at all

                           マーク式解答欄　　5

問6 ： 第②パラグラフ中の chronic の反意語を次から1つ選べ。

1. acute 　　 2. constant 　　 3. emotional 　　 4. terrible

マーク式解答欄　　6

問7～問8：第②パラグラフ中の下線部 this definition (＿＿) (＿＿) (エ) (＿＿) to (＿＿) (オ), and (＿＿) (＿＿) が次の日本文に相当する英文になるように，それぞれの (＿＿) 内に最も適切な語を下から選んで入れるとき，(エ)～(オ)に入れるべき語を次から選べ。各語は1回ずつ使用のこと。

「この定義は不十分で誤解を招くものですらあると，多くの人に思われている」

1. be 　　　　 2. by 　　　　 3. even 　　　 4. inadequate
5. is 　　　　 6. many 　　　 7. misleading 　　 8. thought

問7 ： 　(エ)に入れるべき語はどれか。 マーク式解答欄　　7
問8 ： 　(オ)に入れるべき語はどれか。 マーク式解答欄　　8

問9～問11：第③パラグラフ中の下線部 (カ) (キ) (ク) にいれるべき最も適切な語はどれか。以下から選べ。各語は1回ずつ使用のこと。

1. who 　　 2. whom 　　 3. whose

問9 ： 　(カ)に入れるべき語はどれか。 マーク式解答欄　　9
問10 ： 　(キ)に入れるべき語はどれか。 マーク式解答欄　　10
問11 ： 　(ク)に入れるべき語はどれか。 マーク式解答欄　　11

問12〜16：本文中の[　　A　　]〜[　　E　　]に入れるべき最も適切な表現を次から選べ。各表現は1回ずつ使用せよ。ただし，文頭に来る語もすべて小文字にしている。

1. but also in order to reflect on what we commonly know about it
2. concerning our understanding of both physical and emotional pain
3. it is always contextually situated
4. the question of how we conceive, understand, and experience the pain of others
5. what makes this surprising

問12：[　　A　　]に入れるべき表現はどれか。　　マーク式解答欄　１２
問13：[　　B　　]に入れるべき表現はどれか。　　マーク式解答欄　１３
問14：[　　C　　]に入れるべき表現はどれか。　　マーク式解答欄　１４
問15：[　　D　　]に入れるべき表現はどれか。　　マーク式解答欄　１５
問16：[　　E　　]に入れるべき表現はどれか。　　マーク式解答欄　１６

問17〜問18：第⑥パラグラフ中の下線部（　　　）（　ケ　）（　　　）in（　　　）（　コ　）（　　　）（　　　）が次の日本文に相当するように，それぞれの（　　　）に最も適切な語（句）を下から選んで入れるとき，（　ケ　）〜（　コ　）に入れるべき語（句）を次から選べ。各語（句）は1回ずつ使用のこと。

「痛みがどのように経験されるかにとって非常に重要である」

1. essential　　2. experienced　　　3. is　　4. to
5. pain　　　　6. the ways　　　　7. which

問17：（　ケ　）に入れるべき語（句）はどれか。　　マーク式解答欄　１７
問18：（　コ　）に入れるべき語（句）はどれか。　　マーク式解答欄　１８

問１９：本文の内容と一致している最も適切な文の組み合わせを次から選べ。

　ア　さまざまな程度の傷害を持った人々の痛みは，規則的に表れる。

　イ　痛みは現代における最も難しい医学的謎の１つとなっている。

　ウ　痛みの心理学的要素に関しては，現代医学の歴史の中でも正しく考慮されてきた。

　エ　IASP の創始者であるジョン・ボニカは元プロのサッカー選手で，足の痛みに悩まされていた。

　オ　痛みという現象を満足のいく形で理解するためには，生物学的，心理学的，社会的要因の理解が必要である。

　カ　痛みの一般に通用している「公式の」定義では，身体的ダメージよりは社会的ダメージのほうが強調されている。

1. アイ　　2. アウ　　3. アカ　　4. イウ　　5. イオ　　6. イカ

7. ウオ　　8. エオ　　9. オカ

マーク式解答欄　１９

（出典：Rob Boddice, *Pain* ）

【2】次の英文はインタビュー記事の一部である。これを読んで，**問２０～問２８**に答えよ。 （１８点）

Fareed Zakaria: In 2000, India had just 20 million Internet users. Last year, it had 462 million Internet users and climbing. By 2025, the *pool of Indian Internet users is projected to grow to more than 850 million. [A   ]

Well, most of these users are coming to the Internet via smartphones, which are extremely cheap in India, as is data. How could this phenomenon change the country and the world? Here to tell us is Ravi Agrawal, a former "GPS" senior producer who is now the managing editor of *Foreign Policy* and the author of the new book *India Connected*.

So, Ravi, first, the *breadth of the scale of this shift is extraordinary. I mean some of those...the statistics I've seen said two years ago India was 150th in...in cellular *bandwidth consumption in the world; now it's number one, higher than China, higher than the United States. Why is that?

(*注　pool：集団　　breadth：幅の広さ　　bandwidth consumption：(一定時間内に送受信される) 通信量)

Ravi Agrawal: Well, it's all because of the smartphone. And so, if you look at India, say, 10, 15 years ago, the only way to get online would be to have a *PC and a *landline, which is how Americans were getting online in those days. But only 2 percent of Indians had PCs in the year 1999. So if you look at that *trajectory, Indians were never going to get online in a mass way if it was only for computers or *wireless.

But the (1) that we've seen in America is a revolution in India. And that's because of cheap smartphones that are reaching hundreds of millions of people. That's getting them online. [B   ] This is their first camera, their first alarm clock, their first video device—all of that in one device, and that's why it is as powerful as it is.

(*注　PC = personal computer　　landline：固定電話回線　　trajectory：軌跡　wireless：無線通信)

Zakaria: A lot of things the smartphone will do will allow India to *leapfrog over old models, Western models, American models, right? So, for example, Indians will essentially skip the *laptop and go directly to the phone as the computer, as the *portal to the Internet.
(*注 leapfrog over … : 〜を飛び越す　　laptop：ノートパソコン　　portal：入り口)

Agrawal: (2). And so, Indians weren't really using credit cards, for example. Now, they don't need to, because so many of them are taking their business and their shopping online.

　India's still a very poor country. It is still mostly rural. It is still a place that has 300 million *illiterate people, who can now speak to their phone, and the phone can speak back to them. [　　C　　] These are all things that are revolutionary and only happening because of a smartphone revolution.
(*注 illiterate：読み書きのできない)

Zakaria: There's one other element to India that is (3)kind of unusual, which is that the government has created really the first *biometric ID system. So every Indian has a biometric ID, this random, computer-generated series of *digits. And what it means is, a banker in India was telling me, the online-banking system in India is faster than anywhere else in the world. [　　D　　]
(*注 biometric ID system：生体認証IDシステム　　digits：数字)

Agrawal: Yeah. This digital ID system, the biometric system—it is often connected to bank accounts and it allows people to have a form of (4) that they didn't have before that essentially says, "I am me." And it allows it to then connect to various other services in a way that is…is really remarkable.

問２０～問２３：本文中の ［　　A　　］～［　　D　　］ に入れるべき最も適切な表現を次から選べ。各表現は１回ずつ使用せよ。

   1. And it's more than just a phone.

   2. He can set up an account in three minutes flat in India.

   3. They can watch videos.

   4. Why is this happening?

問２０：［　　A　　］に入れるべき語はどれか。　　　マーク式解答欄　２０

問２１：［　　B　　］に入れるべき語はどれか。　　　マーク式解答欄　２１

問２２：［　　C　　］に入れるべき語はどれか。　　　マーク式解答欄　２２

問２３：［　　D　　］に入れるべき語はどれか。　　　マーク式解答欄　２３

問２４：本文中の（　１　）に入れるべき最も適切な語を次から選べ。

   1. evolution   2. inconvenience   3. recession   4. satisfaction

マーク式解答欄　２４

問２５：本文中の（　２　）に当てはまらない語を次から１語選べ。

   1. Absolutely   2. Exactly   3. No   4. Yes

マーク式解答欄　２５

問26：下線部(3)<u>kind of</u> の意味として最も適切なものを次から選べ。

    1. completely   2. hardly   3. never   4. somewhat

マーク式解答欄 ２６

問27：本文中の（   4   ）に入れるべき最も適切な語を次から選べ。

    1. conference   2. electricity   3. identification   4. money

マーク式解答欄 ２７

問28：本文の内容と一致しているものを次から１つ選べ。

1. インドでは，昔から多くの人がクレジット・カードを使っている。
2. インドの場合，スマホで使用されているのは電話機能のみである。
3. インドでインターネット利用が爆発的に伸びたのは，スマホが普及したからである。
4. 現在，携帯電話の通信量は，世界で中国が最も多い。
5. 10〜15年前のインドでは，アメリカと違って，PCからでないとインターネットを利用できなかった。

マーク式解答欄 ２８

（出典："India's Internet Explosion." *English Express* Apr. 2019.）

【　3　】　次の英文を読んで，**問２９～問４４**に答えよ。番号①～⑫はパラグラフを示す。　　　　　　　　　　　　　　　　　　　　　　　（３２点）

① It didn't start out as an Olympic dream. Back in elementary school, we were a pair of *overweight, *uncoordinated twins. When teams were chosen, it didn't (　A　) if the game was baseball or dodge ball, we were always last to be picked.
（*注　overweight：太り過ぎの　　　uncoordinated：動作がぎこちない）

② It was so bad, our gym teacher said to us one day, "Penny and Vicky, you have been chosen, along with four other kids, to miss music class and go to *remedial gym." This was because (　1　) of us could catch or throw a ball. We were totally *mortified.
（*注　remedial：補習の　　　mortified：屈辱を感じる）

③ Although this *humiliation *whittled away at our *self-esteem, we continued to try other sports and activities outside of school. At age eight we discovered synchronized swimming. It was as if the sport (　2　) chosen us; we found we had a natural talent for it, and we loved it. It was an ideal sport for *identical twins: The goal was to swim like mirror images with perfect synchronization. We had an advantage since we were as strong as each other, had identical arm and leg angles and the same sense of timing. We looked so identical that in one photograph even we couldn't tell who was who. At one competition, a little girl said, "(　B　), Mommy, they're wearing the same face!"
（*注　humiliation：屈辱　　　whittle away at ...：～を少しずつ減らす
self-esteem：自尊心　　　identical twins：一卵性双生児）

④ As youngsters, we were inspired to follow in the footsteps of our role models, the National Duet champions—also twins. We passionately loved working with other swimmers and our coaches and we worked incredibly hard. As twins, we were on the same wavelength; we had shared values and implicit trust.

⑤ At our first Nationals, we placed 24th out of 28 competitors. There we saw how great the best swimmers were, so we set our sights higher and worked toward one common goal. We rose to 6th place the following year, and then to National Junior Champions the next. <u>Subsequent victories (3) us to travel all over the world,</u> and our dream to participate in the Olympics was born.

⑥ We achieved many of our goals, becoming seven-time Canadian Synchronized Swimming Duet champions, world champions in team, and the first duet in the world to ever receive a perfect mark of "10".

⑦ <u>But (4) our great disappointment,</u> the 1980 Olympic Games *eluded us when they were boycotted by many countries, including Canada. And then in 1984, we didn't make the team. After fourteen years of training and striving, we had to (C) that our Olympic dream would remain out of reach. We retired from swimming to finish our degrees at McGill University.

(*注　elude：すり抜ける)

⑧ Then one day five years later, while watching a synchro competition, we both experienced an unexpected sensation. Penny leaned over and whispered: "What if we tried one more time? What do you think about *shooting for '92?" My eyes opened wide as one eyebrow lifted slightly. We suddenly realized our Olympic dream was still alive, and <u>we could no (5) ignore it.</u> On April Fool's Day 1990, we decided to make an unprecedented comeback and shoot for the 1992 Olympics. We were afraid to announce our plans in case we didn't ⎡make it⎤, but in the end, we were more afraid of not trying and having to live with the thought of *What if?*

(*注　shoot for ... ：〜を目指す)

⑨ Everyone said it would be impossible, but our intense desire provided the energy we needed to *persevere. We had only two years to get back in shape, only two years to become among the best in the world. (   ) (ア) (   ) ever (   ) (   ) after (イ) (   ), especially not at the age of twenty-seven!

(*注　persevere：根気よくやり直す)

⑩ We weren't eligible for any funding, so we both maintained full-time jobs and trained five hours every day after work. We still had to support ourselves and fund all our travel to international competitions. For two full years we maintained that *grueling schedule without ever knowing whether we'd make it.

（*注　grueling：厳しい）

⑪ Thankfully, we had four dedicated coaches who poured their souls into helping us achieve our dream. Though pushed to our physical limits during training (we had to make up for the five years off), we still loved it. Sometimes we laughed so hard with our head coach, Julie, we ran out of air and ended up sinking to the bottom of the pool. Julie helped us to (　D　) believing in ourselves.

⑫ When the day of the Olympic trials finally came, we were confident but nervous. We could hardly (　E　) as we waited after the finals to hear our marks. When they were announced, we jumped up and down, hugging each other: We had won (　6　) 0.04!

問２９〜問３３：本文中の(　A　)〜(　E　)に入れるべき最も適切な語を次から選べ。各語は１回ずつ使用せよ。ただし，文頭に来る語もすべて小文字にしている。

1. accept　　2. breathe　　3. continue　　4. look　　5. matter

問２９：(　A　)に入れるべき語はどれか。　　マーク式解答欄　２９

問３０：(　B　)に入れるべき語はどれか。　　マーク式解答欄　３０

問３１：(　C　)に入れるべき語はどれか。　　マーク式解答欄　３１

問３２：(　D　)に入れるべき語はどれか。　　マーク式解答欄　３２

問３３：(　E　)に入れるべき語はどれか。　　マーク式解答欄　３３

問34〜問39：本文中の(　1　)〜(　6　)を含んだ表現が, それぞれ次の日本文に相当するように, それぞれの(　　　)内に最も適切な語を下から選べ。

問34：(　1　) of us could catch or throw a ball

「私達のどちらもボールを受けたり投げたりできなかった」

1. both　　　2. either　　　3. neither　　　4. no

マーク式解答欄　34

問35：It was as if the sport (　2　) chosen us

「それはまるでそのスポーツが私達を選んだかのようだった」

1. did　　　2. had　　　3. were　　　4. would

マーク式解答欄　35

問36：Subsequent victories (　3　) us to travel all over the world

「その後の勝利のおかげで私達は世界中を遠征することができた」

1. allowed　　　2. could　　　3. made　　　4. thanked

マーク式解答欄　36

問37：But (　4　) our great disappointment,

「しかし, 私達がとてもがっかりしたことには,」

1. also　　　2. for　　　3. on　　　4. to

マーク式解答欄　37

問38：<u>we could no（　5　）ignore it</u>

「私達はもはやそれを無視できなくなっていた」

1. later　　　2. longer　　　3. shorter　　　4. sooner

マーク式解答欄　38

問39：<u>We had won（　6　）0.04!</u>

「私達は 0.04 の点差で勝ったのだった！」

1. by　　　2. in　　　3. to　　　4. with

マーク式解答欄　39

問40：第⑧パラグラフ中の make it の意味として最も適切なものを次から選べ。

1. dedicate　　2. get money　　3. make a journey　　4. succeed

マーク式解答欄　40

問41〜問42：第⑨パラグラフ中の下線部（　　）（　ア　）（　　）ever（　　）（　　）after（　イ　）（　　），が次の日本文に相当する英文になるように，それぞれの（　　）内に最も適切な語（句）を下から選んで入れるとき，（　ア　）〜（　イ　）に入れるべき語（句）を次から選べ。各語（句）は1回ずつ使用のこと。文頭に来る語（句）も小文字で始めている。

「水泳選手の中で，5年間休んだ後に復帰した人はそれまで一人もいなかった」

1. absence　　2. back　　3. come　　4. a five-year
5. had　　6. no　　7. swimmer

問４１： （　ア　）に入れるべき語（句）はどれか。　　マーク式解答欄　４１

問４２： （　イ　）に入れるべき語（句）はどれか。　　マーク式解答欄　４２

問４３：パラグラフ①〜⑥の内容と一致しているものを次から１つ選べ。

1. The twins were good at sports when they were elementary school students.
2. The twins' gym teacher recommended synchronized swimming to them.
3. The twins had an advantage since they were physically strong.
4. The National Duet champions whose example the twins followed were also twins.

マーク式解答欄　４３

問４４：パラグラフ⑦〜⑫の内容と一致しているものを次から１つ選べ。

1. The twins boycotted the 1980 Olympic Games for a political reason.
2. The twins decided to restart their practice for the Olympic Games two years before the 1992 Olympics.
3. The twins quit their jobs and concentrated on the training for the Olympics.
4. During the training for the 1992 Olympics, the twins were pushed to their physical limits in order to make up for the two years of absence of training.

マーク式解答欄　４４

（出典：Penny and Vicky Vilagos, "Together, Achieving Our Olympic Dream," *Chicken Soup for the Soul*)

【4】問45～問50：次の英文中の下線部(A)～(C)が，意味をなす英語になるように，最も適切な語（句）をそれぞれの選択肢から選んですべての（　　　）を埋めるとき，（　ア　）～（　カ　）に入れるべき語（句）はどれか。各語（句）の番号を答えよ。各語（句）は１回ずつ使用せよ。ただし，文頭に来る語も小文字にしている。（12点）

　　The American psychologist Paul Rozin estimates that about a quarter of the world's population eats *chilli peppers, (A)(　　　)(　　　)(　ア　)(　　　)(　　　)(　イ　)(　　　)(　　　). In many countries there are hot chilli eating contests and there is even a world championship. The most challenging chilli pepper of all is the Dorset Naga variety that measures 1.5 million *Scoville Heat Units, the scale in which hot chilli is scored. Rozin studied how we come to like eating such a painful food. He found that in a Mexican village, children aged between two and six years old (B)(　　　)(　ウ　)(　　　)(　　　)(　エ　)(　　　) in their food, though not forced to eat it if they did not like it. By the age of five to eight the initial negative reaction to chilli had reversed and children voluntarily added hot sauce. (C)(　　　)(　　　)(　オ　)(　　　)(　　　)(　カ　)(　　　)(　　　). These could include copying parents, peer pressure, and thrill seeking: eating hot chilli may be *akin to bungee jumping or roller-coaster riding. At the same time hot chilli may *elicit the production of *endogenous opiates to turn the pain into pleasure, and by causing *salivation might make dry food easier to chew.

(*注　chilli peppers：トウガラシ　　　Scoville Heat Units：辛さの単位（SHU）
akin to…：～と似ている　　　elicit：引き出す　　　endogenous opiates：内因性鎮静物質　　　salivation：唾液の分泌)

問45～問46：

(A)(　　　)(　　　)(　ア　)(　　　)(　　　)(　イ　)(　　　)(　　　).

　　1. eating 　　　 2. hot chilli 　　　 3. in spite 　　　 4. is
　　5. of 　　　　　6. painful 　　　　　7. that 　　　　　8. the fact

問４５：（　ア　）に入れるべき語（句）はどれか。　マーク式解答欄　４５

問４６：（　イ　）に入れるべき語（句）はどれか。　マーク式解答欄　４６

問４７～問４８：

(B) (　　　)（　ウ　)(　　　)(　　　)（　エ　)(　　　)

1. amounts　　　2. given　　　3. gradually increasing
4. hot chilli　　5. of　　　6. were

問４７：（　ウ　）に入れるべき語（句）はどれか。　マーク式解答欄　４７

問４８：（　エ　）に入れるべき語（句）はどれか。　マーク式解答欄　４８

問４９～問５０：

(C) (　　)(　　)（　オ　)(　　)(　　)（　カ　)(　　)(　　).

1. a number　　2. contribute　　3. may　　4. of
5. psychological influences　6. reversal　7. this remarkable　8. to

問４９：（　オ　）に入れるべき語（句）はどれか。　マーク式解答欄　４９

問５０：（　カ　）に入れるべき語（句）はどれか。　マーク式解答欄　５０

（出典：John Krebs. *Food: A Very Short Introduction.*)

『以　上』

化 学

問題
(60分)

2年度

問1~問25の解答を，指定された解答欄にマークせよ。

必要があれば，次の数値を用いよ。

原子量：H = 1.0,　C = 12,　N = 14,　O = 16,　Na = 23,　Al = 27,　S = 32,
　　　　Cd = 112
気体定数：8.3×10^3 Pa·L/(K·mol)
セルシウス温度目盛りのゼロ点　0 ℃：273 K
標準状態：0 ℃,　1.013×10^5 Pa
ファラデー定数：9.65×10^4 C/mol
標準状態での理想気体のモル体積：22.4 L/mol

『余　白』

1 次の問い (**問1~問6**) に答えよ。 (２８点)

問1 非共有電子対を持つ分子のみをすべて含む組み合わせはどれか。

マーク式解答欄 1

(a) CH_4
(b) NH_3
(c) $H_2C = CH_2$
(d) CH_3Cl

(1) 〔(a)〕	(2) 〔(b)〕	(3) 〔(c)〕
(4) 〔(d)〕	(5) 〔(a), (b)〕	(6) 〔(a), (c)〕
(7) 〔(a), (d)〕	(8) 〔(b), (c)〕	(9) 〔(b), (d)〕
(10) 〔(c), (d)〕		

『余 白』

問2 二酸化炭素，水，エタノールを，各成分元素の単体からつくる反応は，次の熱化学方程式で表される。エタノール（液体）の燃焼熱 〔**kJ/mol**〕として，最も近い値はどれか。

$$C \text{（黒鉛）} + O_2 \text{（気）} = CO_2 \text{（気）} + 394 \, kJ$$

$$H_2 \text{（気）} + \frac{1}{2} O_2 \text{（気）} = H_2O \text{（液）} + 286 \, kJ$$

$$2C \text{（黒鉛）} + 3H_2 \text{（気）} + \frac{1}{2} O_2 \text{（気）} = C_2H_5OH \text{（液）} + 278 \, kJ$$

(1)	402	(2)	653	(3)	680
(4)	1082	(5)	1090	(6)	1368
(7)	1646	(8)	1924	(9)	1940
(10)	2226				

『余 白』

問3　金属の結晶格子に関する次の記述のうち，正しいもののみをすべて含む組み合わせはどれか。

マーク式解答欄　**3**

(a) 体心立方格子と面心立方格子の配位数（1個の原子に隣接する原子の数）は同じである。

(b) 面心立方格子と六方最密構造の単位格子に含まれる原子の数は等しい。

(c) 面心立方格子と六方最密構造の充填率（単位格子の体積に占める原子の体積の割合）は同じである。

(d) 下図は体心立方格子を表している。

(1)　[(a), (b)]　　　(2)　[(a), (c)]　　　(3)　[(a), (d)]

(4)　[(b), (c)]　　　(5)　[(b), (d)]　　　(6)　[(c), (d)]

(7)　[(a), (b), (c)]　(8)　[(a), (b), (d)]　(9)　[(a), (c), (d)]

(10)　[(b), (c), (d)]

『余　白』

問4 硫酸は，工業的には接触法によって下図の工程で製造される。次の記述のうち，正しいもののみをすべて含む組み合わせはどれか。

(a) 物質 **B** の製造に必要な物質 **A** は，酸素である。

(b) 物質 **B** には，分子中に酸化数＋4 の硫黄原子が含まれる。

(c) 二酸化硫黄 SO_2 や物質 **B** は大気汚染物質であり，酸性雨の原因の1つである。

(d) 上図の工程で製造された濃硫酸を用いて希硫酸を調製する場合，濃硫酸に水を少しずつ加えていく。

(1) [(a), (b)]　　　(2) [(a), (c)]　　　(3) [(a), (d)]

(4) [(b), (c)]　　　(5) [(b), (d)]　　　(6) [(c), (d)]

(7) [(a), (b), (c)]　(8) [(a), (b), (d)]　(9) [(a), (c), (d)]

(10) [(b), (c), (d)]

『余　白』

問5　［ア］〜［ウ］は，私たちの身のまわりにある無機物質を利用した固体材料についての記述である。それぞれの記述にあてはまる固体材料として正しい組み合わせはどれか。

マーク式解答欄　5

［ア］：けい砂（主成分：二酸化ケイ素 SiO_2）を主原料とし，炭酸ナトリウム Na_2CO_3 や炭酸カルシウム $CaCO_3$ などを加えて作製する。窓ガラスや多くの瓶に用いられている。

［イ］：純粋な二酸化ケイ素 SiO_2 のみで作られる。実験器具や光学レンズ，光ファイバーなどに利用されている。

［ウ］：炭化ケイ素 SiC や窒化ケイ素 Si_3N_4 などの高純度無機物質を，精密な温度や時間管理のもとに焼き固めたものであり，自動車のエンジン部品や耐熱材料に用いられている。

	［ア］	［イ］	［ウ］
(1)	石英 (シリカ) ガラス	ホウケイ酸ガラス	モルタル
(2)	石英 (シリカ) ガラス	ホウケイ酸ガラス	ファインセラミックス
(3)	石英 (シリカ) ガラス	ソーダ石灰ガラス	セメント
(4)	鉛ガラス	ソーダ石灰ガラス	モルタル
(5)	鉛ガラス	石英 (シリカ) ガラス	ファインセラミックス
(6)	鉛ガラス	ソーダ石灰ガラス	セメント
(7)	ソーダ石灰ガラス	石英 (シリカ) ガラス	モルタル
(8)	ソーダ石灰ガラス	石英 (シリカ) ガラス	ファインセラミックス
(9)	ソーダ石灰ガラス	ホウケイ酸ガラス	セメント

『余　白』

問6　試料水溶液を蒸留水で正確に **10** 倍に希釈するため，以下の操作を行った。これらの操作に関する下記の記述のうち，正しいもののみをすべて含む組み合わせはどれか。

マーク式解答欄　**6**

(i) 器具 **A** を用いて，試料水溶液を正確に **20 mL** はかりとり，(ii) メスフラスコ（容量 **200 mL**）に入れた。メスフラスコの (iii) 標線まで蒸留水を加え，よく混合した。

(a) 下線部 (i) に関して，器具 **A** としてはホールピペットを用いる。

(b) 下線部 (i) に関して，器具 **A** は，蒸留水で洗浄したのち，濡れたまま用いる。

(c) 下線部 (ii) に関して，メスフラスコは，蒸留水で洗浄したのち，加熱乾燥して用いる。

(d) 下線部 (iii) に関して，液面の底が標線に合うように蒸留水を加える。

(1)　[(a), (b)]　　　(2)　[(a), (c)]　　　(3)　[(a), (d)]
(4)　[(b), (c)]　　　(5)　[(b), (d)]　　　(6)　[(c), (d)]
(7)　[(a), (b), (c)]　(8)　[(a), (b), (d)]　(9)　[(a), (c), (d)]
(10)　[(b), (c), (d)]

『余　白』

2　次の問い（**問7〜問10**）に答えよ。　　　　　　　　（20点）

問7　次の異性体の数に関する記述において，[X]，[Y]にあてはまる数字
の正しい組み合わせはどれか。

マーク式解答欄　7

$C_4H_{10}O$ の異性体のうちアルコールは，立体異性体も含めると[X]種類ある。

C_5H_{10} の異性体のうちアルケンは，幾何異性体も含めると[Y]種類ある。

	[X]	[Y]
(1)	4	5
(2)	4	6
(3)	4	8
(4)	5	5
(5)	5	6
(6)	5	8
(7)	6	5
(8)	6	6
(9)	6	8

『余　白』

問8 界面活性剤に関する次の記述のうち，正しいもののみをすべて含む組み合わせはどれか。

  (a) 界面活性剤は，分子中に疎水基と親水基をもつ。
  (b) 界面活性剤は，水の表面張力を低下させる。
  (c) 界面活性剤は，一定濃度以上になるとミセルを形成する。
  (d) セッケンは，Na^+ や K^+ を多く含む水溶液中では泡立ちが悪くなる。

  (1) [(a), (b)]   **(2)** [(a), (d)]   **(3)** [(b), (c)]
  (4) [(c), (d)]   **(5)** [(a), (b), (c)]   **(6)** [(a), (b), (d)]
  (7) [(a), (c), (d)]   **(8)** [(b), (c), (d)]   **(9)** [(a), (b), (c), (d)]

『余　白』

問9 下の図は，*p*－ヒドロキシアゾベンゼンの合成経路を示したものである。
［ ア ］～［ エ ］にあてはまる語句として，正しい組み合わせはどれか。

	［ ア ］	［ イ ］	［ ウ ］	［ エ ］
(1)	ニトロベンゼン	酸化	ヒドロキシル化	黒
(2)	ニトロベンゼン	酸化	ジアゾ化	橙赤
(3)	ニトロベンゼン	還元	ジアゾカップリング	赤紫
(4)	ニトロベンゼン	還元	ジアゾカップリング	橙赤
(5)	ニトロベンゼン	還元	ジアゾ化	赤紫
(6)	ベンゼンスルホン酸	酸化	ヒドロキシル化	赤紫
(7)	ベンゼンスルホン酸	酸化	ジアゾカップリング	橙赤
(8)	ベンゼンスルホン酸	酸化	ジアゾカップリング	黒
(9)	ベンゼンスルホン酸	還元	ジアゾ化	赤紫
(10)	ベンゼンスルホン酸	還元	ヒドロキシル化	黒

問10　糖類に関する次の記述のうち，正しいもののみをすべて含む組み合わせはどれか。

マーク式解答欄　**10**

(a)　グルコースは，フェーリング液中で加熱すると，赤色沈殿を生じる。

(b)　フルクトースの水溶液に塩化鉄（Ⅲ）$FeCl_3$ 水溶液を加えると，青〜紫色を呈する。

(c)　スクロースを構成する **2** 種類の単糖は，互いに立体異性体である。

(d)　マルトース **1** 分子を加水分解すると，**2** 分子のグルコースが得られる。

(1)　[(a), (b)]　　　(2)　[(a), (c)]　　　(3)　[(a), (d)]
(4)　[(b), (c)]　　　(5)　[(b), (d)]　　　(6)　[(c), (d)]
(7)　[(a), (b), (c)]　(8)　[(a), (b), (d)]　(9)　[(a), (c), (d)]
(10)　[(b), (c), (d)]

『余　白』

3　　次の記述を読んで，問い（**問11〜問14**）に答えよ。　　　（20点）

　窒素や酸素などの溶解度の小さい気体では，「温度が一定ならば，一定量の溶媒に溶ける気体の質量（あるいは物質量）は，その気体の圧力に比例する」という ［ ア ］ が成立する。

　溶解度の小さい気体 **X** について，温度 **30 ℃**，圧力 1.0×10^5 **Pa** の条件で水に溶解して平衡状態になったとき，水に溶けた気体 **X** の物質量は水 **1.0 L** あたり 2.0×10^{-3} **mol** であった。

　次に，図1に示すようにピストンがついた容器に **2.0 L** の水と 2.0×10^{-2} **mol** の気体 **X** のみを入れ，ピストンを上下させた。気体 **X** は理想気体としてふるまい，水蒸気圧は無視できるものとして，以下の問いに答えよ。

ピストン

気体 **X**

水 2.0 L

図1

問11　［ ア ］ にあてはまる語句として正しいのはどれか。

マーク式解答欄　**11**

(1) ボイルの法則　　　　　　(2) アボガドロの法則
(3) ヘンリーの法則　　　　　(4) ファントホッフの法則

問12 図1において，温度を30℃に保ち，1.0×10^{-2} mol の気体 **X** を水に溶解させたとき，容器内の気体 **X** が示す圧力〔Pa〕はいくらか。最も近い値を選べ。

   (1) 5.0×10^4 (2) 1.0×10^5 (3) 2.5×10^5 (4) 5.0×10^5

   (5) 7.5×10^5 (6) 1.0×10^6 (7) 2.5×10^6 (8) 5.0×10^6

『余 白』

問13　図1において，温度を 30 ℃ に保ち，気体 **X** の圧力が 1.5×10^5 Pa になる
ようにピストンを調整すると，水に溶けずに残っている気体 **X** の体積〔**L**〕は
いくらか。最も近い値を選べ。

マーク式解答欄　**13**

(1)　0.10　　　(2)　0.15　　　(3)　0.23　　　(4)　0.34

(5)　0.46　　　(6)　0.58　　　(7)　0.69　　　(8)　0.80

『余　白』

問14 気体 **X** は，温度が低くなると溶解度が大きくなる。［ イ ］によれば，温度が低くなると平衡反応は［ ウ ］の方向に進行するので，気体 **X** の溶解熱の値は［ エ ］である。［ イ ］〜［ エ ］にあてはまる語句として正しい組み合わせはどれか。

マーク式解答欄　**14**

	［イ］	［ウ］	［エ］
(1)	ルシャトリエの原理	発熱反応	正
(2)	シャルルの法則	発熱反応	正
(3)	ルシャトリエの原理	吸熱反応	正
(4)	シャルルの法則	吸熱反応	正
(5)	ルシャトリエの原理	発熱反応	負
(6)	シャルルの法則	発熱反応	負
(7)	ルシャトリエの原理	吸熱反応	負
(8)	シャルルの法則	吸熱反応	負

『余　白』

4 次の記述を読んで，問い（**問15〜問18**）に答えよ。　　　（21点）

　アルミニウム **Al** は，周期表 13 族に属する典型元素である。**Al** 原子は 3 個の価電子をもつため，3 価の陽イオンになりやすい。

　Al の単体は，以下の工程により工業的に製造される。まず，原料鉱石の［ ア ］を加熱した濃水酸化ナトリウム水溶液に溶かし，不純物を取り除くことで［ イ ］を得る。この［ イ ］に氷晶石（**Na₃AlF₆**）を混ぜ，炭素電極を用いて約 1000 ℃ で［ ウ ］を行うことで，陰極から融解状態の **Al** の単体が得られる。

　陽極では以下の反応式に従い，二酸化炭素および一酸化炭素が発生する。

$$2O^{2-} + C \rightarrow CO_2 + 4e^-$$
$$O^{2-} + C \rightarrow CO + 2e^-$$

問15 文中の［ ア ］～［ ウ ］にあてはまる語句として正しい組み合わせはどれか。

	［ ア ］	［ イ ］	［ ウ ］
(1)	アルミナ	ボーキサイト	電解精錬
(2)	アルミナ	コークス	溶融塩電解
(3)	アルミナ	コークス	電解精錬
(4)	ボーキサイト	コークス	溶融塩電解
(5)	ボーキサイト	アルミナ	電解精錬
(6)	ボーキサイト	アルミナ	溶融塩電解
(7)	コークス	アルミナ	電解精錬
(8)	コークス	ボーキサイト	溶融塩電解
(9)	コークス	ボーキサイト	電解精錬

問16 アルミニウムの化学的性質に関する次の記述のうち，正しいもののみをすべて含む組み合わせはどれか。

(a) 単体の Al は，強塩基の水溶液と反応して水素を発生するが，酸とは反応しない。

(b) 単体の Al は，濃硝酸によく溶ける。

(c) Al 粉末と酸化鉄（III）の混合物に点火すると，多量の熱を発生して，融解した鉄の単体が得られる。

(d) Al^{3+} を含む水溶液の電気分解によっても単体の Al が効率良く得られる。

(1) ［(a)］		(2) ［(b)］		(3) ［(c)］	
(4) ［(d)］		(5) ［(a),(b)］		(6) ［(a),(c)］	
(7) ［(a),(d)］		(8) ［(b),(c)］		(9) ［(b),(d)］	
(10) ［(c),(d)］					

問17 アルミニウム 1080 kg をつくるのに必要な電気量〔C〕はいくらか。最も近い値を選べ。

(1) 3.9×10^6 (2) 1.2×10^7 (3) 3.5×10^7

(4) 3.1×10^8 (5) 3.9×10^9 (6) 1.2×10^{10}

(7) 3.5×10^{10} (8) 3.1×10^{11}

『余 白』

問18 陽極において，二酸化炭素と一酸化炭素の混合気体が標準状態で 4.48×10^3 L 発生した。この混合気体中の，二酸化炭素と一酸化炭素の物質量比は 1：4 であった。このとき得られたアルミニウムの質量〔kg〕はいくらか。最も近い値を選べ。ただし，流れた電流は全て使用されたものとし，得られた気体は理想気体としてふるまうものとする。

マーク式解答欄　18

(1)	1.80	(2)	4.32	(3)	5.93
(4)	6.48	(5)	10.8	(6)	13.0
(7)	42.3	(8)	105		

『余　白』

5 金属イオンに関する次の問い（**問19～問21**）に答えよ。　（15点）

問19　4つのアンモニアが配位し，平面の正方形をした錯イオンを形成する金属
イオンと，その錯イオンが示す色の組み合わせとして正しいものはどれか。

マーク式解答欄　**19**

	金属イオン	錯イオンの色
(1)	Cu^{2+}	無色
(2)	Cu^{2+}	深青色
(3)	Fe^{3+}	淡黄色
(4)	Fe^{3+}	黄色
(5)	Ag^+	無色
(6)	Ag^+	黒色
(7)	Zn^{2+}	無色
(8)	Zn^{2+}	深青色

『余　白』

問20 4.70×10^{-10} mol/L の Cd^{2+} を含む溶液 200 mL に硫化水素ガス H_2S を十分に通じたところ，黄色の沈殿が生じた。この溶液中の S^{2-} 濃度を 3.00×10^{-10} mol/L に保ったとき，生じた沈殿の質量〔g〕は理論上いくらか。最も近い値を選べ。

　ただし，硫化カドミウム CdS の溶解度積を 2.10×10^{-20} $(mol/L)^2$ とする。操作を通じて溶液の体積や温度，圧力は変化しないものとし，沈殿の水和による溶解は無視できるものとする。H_2S の電離は下記の式に完全に従うものとし，HS^- の寄与は考えなくてよい。

$$H_2S \ \rightleftharpoons \ 2H^+ + S^{2-}$$

マーク式解答欄 **20**

(1) 6.05×10^{-23}	(2) 2.02×10^{-10}	(3) 3.46×10^{-9}
(4) 4.90×10^{-9}	(5) 5.18×10^{-9}	(6) 8.64×10^{-9}
(7) 1.15×10^{-8}	(8) 1.33×10^{-8}	(9) 2.59×10^{-8}
(10) 5.76×10^{-8}		

『余 白』

問21 Al^{3+}, Ag^+, Ca^{2+}, Cu^{2+}, Fe^{3+}, Pb^{2+}の6種類の金属イオンを含む混合溶液からそれぞれのイオンを分離するために図の操作を行った。ろ液Aとろ液Bに含まれる金属イオンの組み合わせとして正しいものはどれか。

マーク式解答欄　21

	ろ液A	ろ液B
(1)	Cu^{2+}	Pb^{2+}
(2)	Cu^{2+}	Fe^{3+}
(3)	Cu^{2+}	Al^{3+}
(4)	Pb^{2+}	Cu^{2+}
(5)	Pb^{2+}	Fe^{3+}
(6)	Pb^{2+}	Al^{3+}
(7)	Fe^{3+}	Cu^{2+}
(8)	Fe^{3+}	Pb^{2+}
(9)	Ag^+	Fe^{3+}
(10)	Ag^+	Ca^{2+}

6 次の記述を読んで，問い（**問22～問25**）に答えよ。　　　　（21点）

1. 化合物 **A**，**B**，**C** は，いずれも炭素，水素，酸素からなる分子量 200 以下の枝分かれがない鎖状化合物であり，互いに構造異性体である。化合物 **A**，**B**，**C** は，いずれも不斉炭素原子を含まない。

2. 化合物 **A** の元素分析を行ったところ，質量百分率で炭素 **49.3 %**，水素 **6.9 %**，酸素 **43.8 %** であった。

3. 化合物 **A** を加水分解すると，**1：2** の物質量比で，アルコール **D** とカルボン酸 **E** が生成した。

4. 化合物 **B** を加水分解すると，**1：2** の物質量比で，アルコール **F** とカルボン酸 **G** が生成した。

5. 化合物 **C** を加水分解すると，カルボン酸 **E**，アルコール **H** およびヒドロキシ酸 **I** が生成した。

6. アルコール **H** は，酵母の働きによって，グルコースから得られる。アルコール **H** を穏やかに酸化すると化合物 **J** となり，さらに酸化するとカルボン酸 **G** が生成した。

問22　化合物 **A** の組成式として正しいものはどれか。

マーク式解答欄　**22**

(1) C_2H_5O 　　(2) $C_2H_5O_2$ 　　(3) C_3H_5O

(4) $C_3H_5O_2$ 　　(5) C_4H_7O 　　(6) $C_4H_7O_2$

(7) C_4H_9O 　　(8) $C_4H_9O_2$ 　　(9) C_5H_9O

(10) $C_5H_9O_2$

問23 化合物 D と F に関する次の記述のうち，正しいもののみをすべて含む組み合わせはどれか。

マーク式解答欄 23

(a) D は，油脂の構成成分である。
(b) F は，ポリエチレンテレフタラートの合成原料である。
(c) D と F は，いずれも水には溶けにくい。
(d) D と F は，いずれもナトリウムと反応して水素を発生する。

(1) [(a),(b)]　　(2) [(a),(c)]　　(3) [(a),(d)]
(4) [(b),(c)]　　(5) [(b),(d)]　　(6) [(c),(d)]
(7) [(a),(b),(c)]　(8) [(a),(b),(d)]　(9) [(a),(c),(d)]
(10) [(b),(c),(d)]

問24 化合物 E, G, H と J に関する次の記述のうち，正しいもののみをすべて含む組み合わせはどれか。

マーク式解答欄 24

(a) E と G は，いずれも炭酸水素ナトリウムと反応して，二酸化炭素を発生する。
(b) E と J は，いずれも銀鏡反応を示す。
(c) H と J は，いずれもヨードホルム反応を示す。
(d) G と H は，いずれもニンヒドリン反応を示す。

(1) [(a),(b)]　　(2) [(a),(c)]　　(3) [(a),(d)]
(4) [(b),(c)]　　(5) [(b),(d)]　　(6) [(c),(d)]
(7) [(a),(b),(c)]　(8) [(a),(b),(d)]　(9) [(a),(c),(d)]
(10) [(b),(c),(d)]

問25　化合物Iの構造式として最も適しているものはどれか。

(1)　H–C(=O)–O–CH$_2$–OH

(2)　HO–C(=O)–CH$_2$–OH

(3)　HO–C(=O)–CH$_2$–C(=O)–OH

(4)　H–C(=O)–O–CH$_2$CH$_2$–OH

(5)　HO–C(=O)–CH$_2$CH$_2$–OH

(6)　HO–C(=O)–CH(OH)CH$_3$

(7)　H–C(=O)–O–CH$_2$CH$_2$CH$_2$–OH

(8)　HO–C(=O)–CH$_2$CH$_2$CH$_2$–OH

(9)　HO–C(=O)–CH$_2$CH(OH)CH$_3$

『以　上』

英　語

解答　2年度

❶

〔解答〕

問 1	4	問 2	8	問 3	7
問 4	2	問 5	1	問 6	1
問 7	2	問 8	4	問 9	1
問10	3	問11	2	問12	2
問13	5	問14	3	問15	4
問16	1	問17	4	問18	5
問19	5				

〔出題者が求めたポイント〕

問 1　thumb[ʌ] / comb[ou] / cost[ɑ] / count[au] / country[ʌ]

問 2〜問 3　正解の英文　Countless millions (know what it is to have back pain)

問 4　the pain を後ろから修飾する過去分詞の caused が正解。

問 5　not least「特に、とりわけ」。especially「特に」。for the time being「当分の間」。from time to time「時々」。not at all「全く〜でない」。

問 6　chronic「慢性の」。acute「急性の」。constant「一定の」。emotional「感情的な」。terrible「恐ろしい」。

問 7〜問 8　正解の英文　this definition (is thought by many) to (be inadequate), and (even misleading)

問 9　suffer の主語になる、主格関係代名詞 who が正解。those は those people から people を省略したもの。

問10　have been の主語になる whose complaints を構成する所有格関係代名詞 whose が正解。

問11　for の目的語になる目的格関係代名詞 whom が正解。

問12〜問16　全訳参照。

問17〜問18　正解の英文　(essential to the ways) in (which pain is experienced)

問19　イ ← 第 4 段落第 1 文に一致
　　　オ ← 第 4 段落最終文に一致

〔全訳〕

① 痛みとは何か？　誰もがすでにこの質問の答えを知っていると仮定するのはあまりに安易だ。私たちは皆、つま先をぶつけたり、ハンマーと釘の間に親指を挟んだり、頭痛になったりしたことがある。数えきれないほど多くの人々が、背中の痛みがどういうものかを知っている。他にも何百万人もの人々が、ガンの痛みとそれを治療することで生じる痛みについて知っている。直感的に言えば、痛みは暗黙のうちに理解されているように思えるが、説明しようとすると難しいことが分かる。多くの人にとっては、単に痛みが存在することを認め、そこでとどめておくだけで十分なのかも知れない。

② しかし、他の多くの人々、特に医学界にとって、痛みは謎めいており、不可解で、もどかしいものなのだ。国際疼痛学会(IASP)は、ジョン・ボニカ(1917-94)によって 1973 年に設立された非営利団体だ。ボニカは、プロレスラーとしての初期のキャリアが、生涯にわたる慢性疼痛をもたらした後、米国における疼痛管理研究の先駆者となった。IASP は、おおまかに定義すると、医療分野における疼痛研究の促進を目的としている。現時点における痛み「公式の」の定義、および同学会誌『Pain』の掲載指針は次の通りだ。「痛みとは、実際の、または潜在的な組織損傷に関連した、あるいはそうした損傷の観点から記述された、不快な感覚的および感情的な経験である」。さまざまな理由から、この定義は不十分で誤解を招くものですらあると、多くの人に思われている。

③ 痛みは予測できないため、測定と治療の基準が作りづらい。痛みは、複雑な社会的、文化的な要素と絡み合っている。さまざまな程度のケガを負っている人にとって、痛みは、科学的には現れるはずがないときに現れることが多く、現れると予想しているときには現れないものだ。さらには、慢性の疼痛に苦しむ人、その訴えを特定のケガや傷害、またそれをほのめかすものとさえ関連づけることが難しい人、加えて、薬剤が役に立たないと思われる人もいる。さらには、まったくケガをしていないのに痛みを訴える人もいる。心が「痛む」。胸が「張り裂ける」。このような表現は、痛みがどのように作用し、痛みが何を意味するのかを、より深く理解するためのヒントとなるのだろうか。多くの専門分野からなる痛みの説明が示すのは、定義を固定しようとする試みが、痛みの流動的な性質そのものに反しているということだ。

④ 痛みがどのように作用するのか(疼痛機構)、どのように治療するのか(疼痛管理)、どのような意味を持つのか(疼痛体験)という点で、痛みは現代における最も難しい医学的謎のひとつとなっている。[A]我々が身体的痛みと感情的痛みの両方を理解することに関して、ここ数十年で飛躍的な進歩があった。現代の疼痛専門家は、自信をもって生物心理社会的疼痛モデルを主張しており、このモデルでは、身体と精神が、我々の集団的な疼痛体験をもたらす社会的要因と結びついている。生物学的、心理学的、社会的の 3 つの要因のいずれか 1 つ以上を排除するような疼痛の説明は、疼痛現象の十分な理解をもたらすことはない。

⑤ しかし、現代の疼痛病歴のほとんどにおいて、心理的要素は身体的徴候の不合理な修飾因子として除去されていた。あまりに一般的なことだが、慢性疼痛患者は、医師がその苦痛の十分な身体的原因を発見できなかったせいで、彼らの性格が疑問視されたのだ。そして、心理的要因は重要でないかのように扱われることや、誤解されることがあるが、かたや社会的・文化的要因の方は、最近までほとんど無視されていたのだ。[B]このことについて驚くべきことは、歴史を通じて、また世界中で、

痛みに苦しむ人のほとんどが、自分の置かれた苦境についての生物心理社会的な理解を—たとえそれを明瞭に言葉にできないにせよ—共有していたことだ。

⑥　痛みに関する知識は膨大に蓄積されているが、その大部分は歴史的なものであり、現代の医学的説明に役立つ。痛みをありのままに理解するには、人は痛みを経験することの広範な可能性を理解しなければならない。痛みは、公理のように単純化することはできない。なぜなら、[C]それは常に文脈的に存在しているからだ。私たちがどのようにコミュニケーションをとるか、つまり痛みにどのようなレッテルを貼るか、そして痛みをどのように概念化するか、すなわち、私たちが痛みを、特に他者の痛みをどのように「見る」かが、痛みの経験の仕方にとって非常に重要なのだ。

⑦　痛みの歴史と、痛みに関する現在の医学的研究の両方が、[D]我々が他人の痛みをどのように考え、理解し、経験するのかという問題に取り組む必要があった。痛みを見るとはどういうことなのか？　痛みに対する同情や共感は何に依存するのか？　共感性の痛みは、実際、直接的な痛みと本当に同じなのか？　これらの問題は、身体と感情、体と心、脳と世界を絶えず絡ませようとする、痛みへの現代的アプローチの本質的な部分なのだ。

⑧　このような全人的療法に焦点を当てることで、私たちは痛みの世界を知ることができる。この痛みの世界では、表現は、経験と感受性の科学の両方と同じくらい重要であるし、時にはその両者にとって複雑な要素でもある。痛みに目を向けることは、ポジティブな生理的感覚において痛みが何であるかを理解するためだけでなく、[E]私たちがそれについて一般的に知っていることを熟考するためにも必要である。痛み、苦しみ、苦悩、悲しみを見るということは、ほとんどの場合、それを理解し、その一部になるということなのだ。

2

〔解答〕

問20　4　　問21　1　　問22　3
問23　2　　問24　1　　問25　3
問26　4　　問27　3　　問28　3

〔出題者が求めたポイント〕

問20〜問23　全訳参照。

問24　evolution「進化」。inconvenience「不便」。recession「不景気」。satisfaction「満足」。

問25　Absolutely と Exactly は、Yes を強調する返事に使われる。

問26　kind of「ちょっと」。completely「完全に」。hardly「ほとんど〜ない」。never「決して〜ない」。somewhat「ちょっと」。

問27　conference「会議」。electricity「電気」。identification「本人確認」。money「お金」。

問28　アグラワルの第1発話から。

〔全訳〕

ファリード・ザカリア：2000年に、インドにおけるインターネットの利用者はわずか2000万人でした。昨年の利用者数は4億6200万人で、さらに増加しています。2025年までに、インドのインターネット利用者数は8億5000万人を超えると予測されています。[A]なぜこんなことが起きているのでしょうか？

　ところで、データによると、これらの利用者のほとんどは、インドにおいて非常に安価なスマートフォン経由でインターネットにアクセスしています。この現象はどのように国と世界を変えたのでしょうか。元『GPS』上級プロデューサーで、現在は『フォーリン・ポリシィ』編集長を務め、新著『つながるインド』の著者でもあるラヴィ・アグラワル氏に話を聞きます。

　それではラヴィ、まず、この変化の大きさは驚くべきものがありますね。つまりこの…私が2年前に見た統計によると、携帯電話の通信量で…インドは世界第150位だったのです。今や世界一位で、中国よりもアメリカよりも高い。これはなぜですか？

ラヴィ・アグラワル：すべてはスマートフォンのおかげです。例えば10年か15年前のインドを見てみると、インターネットに接続する唯一の方法はパソコンと固定電話回線を使うことで、それは当時アメリカ人もネット接続のためにやっていたことです。しかし、1999年にインドでパソコンを所有していたのはわずか2％でした。なので、この軌跡を眺めれば、コンピュータや無線通信のみを利用していたならば、インド人が大量にネット接続することはありえなかったでしょう。

　しかし我々がアメリカで目撃した進化が、インドでは革命なのです。その理由は、安価なスマートフォンが何億人もの人々に普及しているからです。そのおかげで彼らはネット接続しているのです。[B]そして、これは単なる電話以上のものです。これは彼らにとってはじめてのカメラであり、はじめての目覚まし時計であり、はじめてのビデオ機器でもあります。

ザカリア：このスマートフォンでできることの多くによって、インドは旧式モデル、欧米モデル、アメリカモデルを飛び越せるようになりますよね？　だから例を挙げるなら、インド人は基本的にノートパソコンを飛ばし、コンピュータ、つまりインターネットへの入り口としてのスマホに直行するのですよね。

アグラワル：その通りです。例えばインド人はクレジットカードをあまり使いませんでした。今では、使う必要がありません。なぜなら、彼らの多くがビジネスやショッピングをオンラインで行っているからです。

　インドはまだとても貧しい国です。まだほとんど田舎です。今でも3億人の読み書きのできない人たちがいますが、彼らはスマホに話しかけることができ、スマホは彼らに返答するのです。[C]彼らはビデオを見ることができます。これらはすべて革命的であり、スマホ革命のおかげでしか起きなかったことです。

ザカリア：インドにはもうひとつ、ちょっと並外れた点があります。それは、政府がはじめて生体認証 ID システムを作ったことです。インド人は皆、生体認証 ID を持っており、それはコンピュータがランダムに創出する一連の数字です。そしてそれが意味することは、インドのある銀行家が私に語ってくれたのですが、インドのオンラインバンキングシステムが世界のどこよりも速いということです。[D]インドでは 3 分きっかりで口座を開設できるのです。

アグラワル：ええ。このデジタル ID システム、つまり生体認証システムは、銀行口座に直結していることが多く、そのおかげで、以前には持てなかった、「私が私だ」と言うに等しい本人確認が持てるのです。さらにこれは他のさまざまなサービスに、実に驚くべき仕方で接続が可能なのです。

❸

〔解答〕

問29	5	問30	4	問31	1
問32	3	問33	2	問34	3
問35	2	問36	1	問37	4
問38	2	問39	1	問40	4
問41	7	問42	4	問43	4
問44	2				

〔出題者が求めたポイント〕

問29 ～問 33　全訳参照。

問34　2つのものを両方否定するのは neither。

問35　as if の中の動詞は仮定法を用いる。ここでは仮定法過去完了。

問36　allow + O + to V「O が～することを許す」。

問37　To one's 感情名詞「～が…したことには」。例えば、To my surprise「私が驚いたことには」。

問38　no longer「もはや～ない」。

問39　差額を表す by が正解。by 0.04「0.04 差で」。

問40　make it「成功する」。dedicate「ささげる」。get money「金を得る」。make a journey「旅をする」。succeed「成功する」。

問41 ～問 42　正解の英文　(no swimmer had) ever (come back) after (a five-year absence)

問43　選択肢訳
1．この双子は、小学生のころスポーツが得意だった。
2．この双子のジムの先生は、彼らにシンクロナイズドスイミングを勧めた。
3．この双子は、身体が強かったので有利だった。
4．その例をこの双子が追ったナショナル・デュエット・チャンピオンもまた双子だった。←第4段落第1文に一致

問44　選択肢訳
1．この双子は、政治的理由で 1980 年のオリンピックの試合をボイコットした。
2．この双子は、1992 年のオリンピックの 2 年前に、

オリンピックの試合に向けた練習の再開を決めた。←第8段落第6文に一致
3．この双子は、仕事を辞めてオリンピックに向けた練習に集中した。
4．1992 年のオリンピックに向けた練習中、2 年間の練習欠如を埋め合わせるべく肉体の限界までやった。

〔全訳〕
①　それは、オリンピックの夢としてスタートしたわけではない。小学校の頃、私たちは太り過ぎで、動作がぎごちない双子だった。チームが選考されるとき、ゲームが野球であるかドッジボールであるかは(A)問題ではなく、私たちが選ばれるのはいつも最後だった。

②　ある日、ジムの先生が私たちに、「ペニーとヴィッキーは他の 4 人の子供と一緒に音楽の授業をさぼって補習ジムに行くように選ばれたよ」と言ってきたのは悲惨だった。私たちのどちらもボールを受けたり投げたりできなかった。私たちはひどく屈辱を感じた。

③　この屈辱は私たちの自尊心を少しずつ減らしたが、学校外のスポーツや活動には挑戦し続けた。8 歳のとき、私たちはシンクロナイズドスイミングを見つけた。まるでこのスポーツが私たちを選んだかのようだった。私たちは、自分たちにシンクロナイズドスイミングに対する天賦の才があることを知り、これが好きになった。一卵性双生児にとって理想的なスポーツだった。そのゴールは、完璧に同期して鏡のイメージのように泳ぐことだった。私たちが有利だったのは、お互いに同じくらい強く、腕と脚の角度も同じで、タイミングの感覚も同じだったからだ。1 枚の写真では、どちらがどちらなのかわからないほど、私たちはそっくりだった。ある大会で、小さな女の子が、「(B)見て、ママ、2 人とも同じ顔をしてるよ」と言った。

④　子どものころ私たちは、自分らのロールモデルであった、同じく双子のナショナル・デュエット・チャンピオンに刺激されて、彼らの歩んだ道をたどることになった。私たちは他の水泳選手やコーチと一緒に練習するのが大好きで、信じられないほど懸命に努力した。双子として、私たちの波長は同じだった。私たちには、共通の価値観と暗黙の信頼があった。

⑤　最初の全国大会では、28 人中 24 位だった。その大会で私たちは、最高のスイマーがいかに素晴らしいかを見た。そして、目標をさらに高く掲げ、共通の目標に向けて取り組むことにした。翌年は 6 位に上がり、その次の年には全国ジュニアチャンピオンになった。その後の勝利のおかげで、私たちは世界中を遠征することができた。オリンピックに参加する夢が生まれたのだった。

⑥　私たちは、目標の多くを達成し、カナダ・シンクロナイズドスイミング・デュエットでは 7 回優勝し、チームでは世界チャンピオンになり、デュエットでは世界で初めて「10」満点を獲得した。

⑦　しかし、私たちが大いにがっかりしたことには、カナダを含む多くの国々が 1980 年のオリンピック大会をボイコットしてしまい、オリンピックが私たちの元をす

り抜けてしまったのだった。1984 年にはチームを作ることができなかった。14 年間の訓練と努力の果てに、私たちはオリンピックの夢がまだ実現していないことを(C)受け入れねばならなかった。私たちは、マギル大学を卒業するために水泳から引退した。

⑧ それから 5 年後のある日、シンクロの試合を見ていて、私たちは二人とも思わぬ感動を覚えた。ペニーが身を乗り出してささやいた。「もう一度やってみたらどうかしら？ 92 年を目指すのはどう思う？ 私は片方の眉を少し上げ、大きく目を見開いた。オリンピックの夢がまだ生きていることに突然気づき、私たちはもはやそれを無視できなくなったのだ。1990 年のエイプリルフールの日、私たちは前例のない復活を果たし、1992 年のオリンピックを目指す決心をした。うまくいかないことを恐れ、計画を発表するのが怖かったが、最終的には、何もしないことと、「もしも…だったら」という後悔を受け入れて生きねばならないことの方をより恐れた。

⑨ 誰もが不可能だと言ったが、私たちの切実な願いは、私たちが耐え抜くのに必要なエネルギーを与えてくれた。以前の調子に戻るのに 2 年しかかからなかったし、たった 2 年で世界のトップにもなった。水泳選手の中で、5 年間休んだ後に復帰した人はそれまで一人もいなかった。特に 27 歳で戻った人はいなかった！

⑩ 私たちは資金援助を受ける資格がなかったので、二人ともフルタイムの仕事を維持し、毎日仕事の後に 5 時間のトレーニングを行った。私たちはまだ、自分で生活を支え、国際大会への旅費をすべて捻出しなければならなかった。2 年間、私たちはその過酷なスケジュールを守ってきたが、間に合うかどうかは分からなかった。

⑪ ありがたいことに、私たちには 4 人の熱心な指導者がいて、私たちの夢の実現のために全力を尽くしてくれた。練習中は身体的な限界まで追い詰められたが（私たちは 5 年間の休暇を埋め合わせねばならなかった）、それでも私たちは練習が好きだった。時折、ジュリー監督と一緒に笑い過ぎて、窒息しそうになり、ついにはプールの底に沈んだものだ。ジュリーの手助けで、私たちは自分自身を信じ(D)続けることができたのだ。

⑫ オリンピック予選の日が来たとき、自信はあったものの、私たちは緊張していた。決勝戦の後、得点を聞くのを待っていたとき、ほとんど(E)呼吸することができなかった。得点が発表されたとき、私たちは互いに抱き合って飛び跳ねた。私たちは 0.04 の点差で勝ったのだった！

4
〔解答〕

| 問45 | 8 | 問46 | 2 | 問47 | 2 |
| 問48 | 5 | 問49 | 5 | 問50 | 8 |

〔出題者が求めたポイント〕
正解の英文
(A) in spite of the fact that eating hot chilli is painful
(B) were given gradually increasing amounts of hot chilli
(C) a number of psychological influences may contribute to this remarkable reversal

〔全訳〕
　アメリカの心理学者ポール・ロジンの推定によると、食べると辛いという事実にもかかわらず、世界人口の約 4 分の 1 がトウガラシを食べている。多くの国にトウガラシを食べるコンテストがあり、世界選手権まである。最も挑戦的なトウガラシはドーセット・ナガ種で、150 万スコヴィル値（トウガラシの辛さを測定する尺度）がある。ロジンは、私たちがどうしてこんな辛い食べ物を好むようになったかを研究した。メキシコのある村では、嫌なら食べなくてもよいものの、2 歳から 6 歳までの子どもたちが、料理の中に加えられるトウガラシの量を徐々に増やされていることが分かった。5 歳ないし 8 歳までに、トウガラシに対する初期の否定的な反応は逆転し、子どもたちは自発的に辛いソースを加えていた。多くの心理的影響がこの顕著な逆転に寄与しているかも知れない。この中には、親の真似、仲間からのプレッシャー、スリルを求める気持ちなどが含まれる可能性がある。トウガラシを食べるのはバンジージャンプやローラーコースターに乗るのに似ているかも知れない。同時に、トウガラシは、痛みを快感に変えるための体内アヘンの産生を誘発したり、唾液の分泌を引き起こすことで、乾いた食べ物を噛みやすくしたりしているのかも知れない。

化 学

解答　2年度

1

〔解答〕

問1　(9)
問2　(6)
問3　(6)
問4　(2)
問5　(8)
問6　(3)

〔出題者が求めたポイント〕

電子式，熱化学方程式，金属の結晶格子，接触法，身のまわりの無機物質，実験器具の使い方

〔解答のプロセス〕

問1 電子式は次の通り

(a) $H:\overset{\displaystyle H}{\underset{\displaystyle H}{C}}:H$　　(b) $H:\overset{\cdot\cdot}{N}:H$ (with H below)

(c) $H:\overset{H}{C}::\overset{H}{C}:H$　　(d) $H:\overset{H}{C}:\overset{\cdot\cdot}{Cl}$ (with H below)

問2　与式より，CO_2(気) の生成熱は 394 kJ/mol，H_2O(液) の生成熱は 286 kJ/mol，C_2H_5OH(液) の生成熱は 278 kJ/mol である。C_2H_5OH(液) の燃焼熱を Q〔kJ/mol〕として燃焼熱の熱化学方程式をあらわすと次のようになる。

$$C_2H_5OH(液) + 3O_2(気) = 2CO_2(気) + 3H_2O(液) + Q kJ$$

反応熱 = (生成物の生成熱の和) − (反応物の生成熱の和)

$$Q = (394 \times 2 + 286 \times 3) − (278 \times 1 + 0) = 1368 kJ$$

問3(a)　(誤)体心立方格子の配位数は8，面心立方格子の配位数は12である。

(b)　(誤)面心立方格子には4個，六方細密構造には2個の原子が含まれる。

(c)　(正)どちらも74%で同じである。なお，体心立方格子は68%である。

(d)　(正)

問4　接触法の化学反応式は次のようになる。

① $S + O_2 \longrightarrow SO_2$

② $2SO_2 + O_2 \xrightarrow{V_2O_5} 2SO_3$

③ $SO_3 + H_2O \longrightarrow H_2SO_4$

(a)　(正)②の反応である。

(b)　(誤)$+4 \longrightarrow +6$　SO_3 の S の酸化数は +6 である。

(c)　(正)硫黄酸化物(SO_x)は，石油や石炭などの化石燃料が燃えるときに発生し，酸性雨の原因となる。

(d)　(誤)濃硫酸を希釈する場合，水に濃硫酸を少しずつ加えていく。

問5　ソーダ石灰ガラスの主原料は，ケイ砂，炭酸ナトリウム，石灰石である。ケイ砂のみを主原料としてつくられるガラスは石英ガラスと呼ばれる。なお，鉛ガラスの主原料は，ケイ砂，炭酸カリウム，酸化鉛(Ⅱ)で，ホウケイ酸ガラスの主成分はケイ砂，ホウ砂である。人工合成された原料や高純度に精製された原料を用い，焼結するときの温度や時間などを精密に制御してつくられるセラミックスをファインセラミックスという。

問6(b)　(誤)はかりとる水溶液の濃度が変わってしまうので，使用前に共洗いをして使用する。

(c)　(誤)加熱乾燥すると膨張してしまい，正確な体積を測定できなくなる。

(d)　(正)液位を標線に合わす際は，液面で一番低い部分(メニスカス)で合わせる(下図)。

2

〔解答〕

問7　(5)
問8　(5)
問9　(4)
問10　(3)

〔出題者が求めたポイント〕

異性体，界面活性剤の性質，p-ヒドロキシアゾベンゼンの合成，糖の性質

〔解答のプロセス〕

問7　$C_4H_{10}O$ の構造異性体は次の通り(*は不斉炭素原子をあらわす)。

$CH_3-CH_2-CH_2-CH_2-OH$

$CH_3-CH_2-\overset{*}{C}H(OH)-CH_3$

$CH_3-\underset{\displaystyle CH_3}{CH}-CH_2-OH$

$CH_3-\underset{\displaystyle CH_3}{\overset{\displaystyle OH}{C}}-CH_3$

$CH_3-O-CH_2-CH_2-CH_3$

$CH_3-CH_2-O-CH_2-CH_3$

$CH_3-O-\underset{\displaystyle CH_3}{CH}-CH_3$

よって，アルコールの異性体は5種類存在する。

C_5H_{10} の構造異性体は次の通り。

$CH_2=CH-CH_2-CH_2-CH_3$

$CH_3-CH=CH-CH_2-CH_3$
（シス-トランス異性体あり）

$CH_2=CH-CH-CH_3$
$\qquad\qquad |$
$\qquad\qquad CH_3$

$CH_3-CH=C-CH_3$
$\qquad\qquad |$
$\qquad\qquad CH_3$

$CH_3-CH_2-C=CH_2$
$\qquad\qquad\quad |$
$\qquad\qquad\quad CH_3$

幾何異性体を含めるとアルケンの異性体は6種類存在する。

問8 (b) （正）界面活性剤は，水と油，水と空気などの界面に配列する性質があるため，水分子が界面に存在できない。よって，水の表面張力は低下する。

(d) （誤）セッケンを Ca^{2+} や Mg^{2+} を多く含む硬水中で使用すると，水に不溶性の塩をつくるため，洗浄力を失う。

問9 それぞれの反応は次の通り。

塩化ベンゼンジアゾニウムの水溶液にナトリウムフェノキシドの水溶液を加えると，橙赤色の p-ヒドロキシアゾベンゼン（p-フェニルアゾフェノール）が生成する。

問10 (a) （正）グルコースの水溶液は水溶液中に存在する鎖状構造の中にホルミル基（アルデヒド基）が存在するため，還元性を示す。

(b) （誤）フェノール性のヒドロキシ基は存在しないので呈色しない。

(c) （誤）フルクトースはグルコースの構造異性体である。

3

〔解答〕

問11 （3）

問12 （3）

問13 （3）

問14 （1）

〔出題者が求めたポイント〕

ヘンリーの法則，ルシャトリエの原理

〔解答のプロセス〕

問12 気体 X は，水 1.0L あたり 2.0×10^{-3} mol 溶けるので，水 2.0L には 4.0×10^{-3} mol 溶ける。1.0×10^{-2} mol 溶かすためには，圧力を $\dfrac{1.0 \times 10^{-2}}{4.0 \times 10^{-3}} = 2.5$ 倍にする必要がある。求める気体の圧力はこの圧力と等しいので，

$$1.0 \times 10^5 \times 2.5 = 2.5 \times 10^5 \text{Pa}$$

問13 水に溶解している気体 X の物質量は，

$$2.0 \times 10^{-3} \times 2.0 \times \frac{1.5 \times 10^5}{1.0 \times 10^5} = 6.0 \times 10^{-3} \text{mol}$$

よって，水に溶解していない気体の体積は，

$$2.0 \times 10^{-2} - 6.0 \times 10^{-3} = 1.4 \times 10^{-2} \text{mol}$$

これを気体の状態方程式に代入する。

$$1.5 \times 10^5 \times V = 1.4 \times 10^{-2} \times 8.3 \times 10^3 \times (30 + 273)$$

$$V = 0.235 \text{L}$$

4

〔解答〕

問15 （6）

問16 （3）

問17 （6）

問18 （2）

〔出題者が求めたポイント〕

アルミニウムの溶融塩電解，Al の性質

〔解答のプロセス〕

問16 (a) （誤）Al は両性金属であり，酸とも強塩基とも反応する。

(b) （誤）不動態を形成するため溶けない。

(c) （正）テルミット反応が起こる。

$$2Al + Fe_2O_3 \longrightarrow Al_2O_3 + 2Fe$$

(d) （誤）水が還元され，水素が発生するので，Al の単体を得ることができない。

問17 陰極と陽極では次の反応が起こる。

（陰極）　$Al^{3+} + 3e^- \longrightarrow Al$

（陽極）　$2O^{2-} + C \longrightarrow CO_2 + 4e^-$

およそ

$$O^{2-} + C \longrightarrow CO + 2e^-$$

Al 1080kg の物質量は

$$\frac{1080 \times 10^3}{27} = 4.0 \times 10^4 \text{mol}$$

陰極の反応式から，溶融塩電解に必要な電気量は，

$$4.0 \times 10^4 \times 3 \times 9.65 \times 10^4 = 115.8 \times 10^8 = 1.2 \times 10^{10} \text{C}$$

問18 得られた CO_2 の物質量を x〔mol〕とおくと，CO の物質量は $4x$〔mol〕なので，

$$x + 4x = \frac{4.48 \times 10^3}{22.4} = 200$$

$$x = 40 \text{mol}$$

よって，放出される e^- の物質量は $4x+8x=480\,\mathrm{mol}$
この e^- を Al^{3+} は受け取るので，生成する Al の質量は，

$$480 \times \frac{1}{3} \times 27 = 4320\,\mathrm{g}$$

5

〔解答〕

問19　(2)
問20　問題削除
問21　(6)

〔出題者が求めたポイント〕
錯イオン，金属イオンの系統分離

〔解答のプロセス〕
問19　Ag^+ は直線型，Cu^{2+} は正方形，Zn^{2+} は正四面体，Fe^{3+} は正八面体の錯イオンを形成する。テトラアンミン銅(II)イオン $[Cu(NH_3)_4]^{2+}$ は深青色である。
問21

6

〔解答〕

問22　(4)
問23　(5)
問24　(7)
問25　(5)

〔出題者が求めたポイント〕
元素分析，油脂の加水分解，アルコールの性質，有機化合物の構造分析

〔解答のプロセス〕
問22　求める組成式を $C_xH_yO_z$ とすると，

$$x:y:z = \frac{49.3}{12} : \frac{6.9}{1.0} : \frac{43.8}{16} = 4.11 : 6.9 : 2.74$$
$$= 3 : 5 : 2$$

したがって，この有機化合物の組成式は，$C_3H_5O_2$ である。

問23　化合物 A, B, C はエステルで分子量が200以下なので，分子式は，$C_6H_{10}O_4$ と決まる。
化合物 A と B の加水分解では 1:2 でアルコールとカルボン酸を生じるので，C 数が2の2価アルコールに C 数が2のカルボン酸2分子がエステル化したもの(①)，C 数が4の2価アルコールに C 数が1のカルボン酸2分子がエステル化したもの(②)のいずれかである。6. よりアルコール発酵で得られるアルコールはエタノールなので，化合物 G は酢酸となり，化合物 B は前述の①と決まる。

$$\underset{\text{化合物 H}}{CH_3\text{-}CH_2\text{-}OH} \xrightarrow[\text{酸化}]{} \underset{\text{化合物 J}}{CH_3\text{-}\overset{O}{\overset{\|}{C}}\text{-}H} \xrightarrow[\text{酸化}]{} \underset{\text{化合物 G}}{CH_3\text{-}\overset{O}{\overset{\|}{C}}\text{-}OH}$$

$$\underset{\text{化合物 F}}{HO\text{-}CH_2\text{-}CH_2\text{-}OH} + \underset{\text{化合物 G}}{2CH_3COOH}$$
$$\longrightarrow \underset{\text{化合物 B}}{CH_3\text{-}\overset{O}{\overset{\|}{C}}\text{-}O\text{-}CH_2\text{-}CH_2\text{-}O\text{-}\overset{O}{\overset{\|}{C}}\text{-}CH_3} + 2H_2O$$

$$\underset{\text{化合物 D}}{HO\text{-}CH_2\text{-}CH_2\text{-}CH_2\text{-}CH_2\text{-}OH} + \underset{\text{化合物 E}}{2H\text{-}\overset{O}{\overset{\|}{C}}\text{-}OH}$$
$$\longrightarrow \underset{\text{化合物 A}}{H\text{-}\overset{O}{\overset{\|}{C}}\text{-}O\text{-}(CH_2)_4\text{-}O\text{-}\overset{O}{\overset{\|}{C}}\text{-}H} + 2H_2O$$

(a)　(誤)油脂の成分のアルコールは，グリセリン(1, 2, 3-プロパントリオール)である。
(c)　(誤)C が少なく，分子中のヒドロキシ基の数が多いほど水に溶けやすい。
(d)　(正)アルコールは金属 Na と反応して水素を発生する。

問24(a)　(正)カルボン酸は炭酸よりも強い酸なので，炭酸水素ナトリウムと反応して，二酸化炭素を生じる。
(b)　(正)化合物 E, J ともにアルデヒド基をもつので銀鏡反応を示す。
(c)　正
(d)　(誤)ニンヒドリン反応は，アミノ酸やタンパク質中の $-NH_2$ の検出に利用される。

問25　分子中にヒドロキシ基をもつカルボン酸をヒドロキシ酸という。また，ヒドロキシ酸 I の炭素数は3であるので，(5)と(6)が該当する。化合物 C は不斉炭素原子を含まないので，(5)が適する。

平成31年度

問　題　と　解　答

平成31年度

英 語

問題
(60分)

31年度

問1～問50の解答を，指定された解答欄にマークせよ。

【 1 】次の英文を読んで，問1～問18に答えよ。番号①～⑥はパラグラフを示す。

(36点)

① It had been a long week—by anyone's definition.　My wife and I had recently separated after 17 years of marriage.　I had moved into an efficiency apartment, less than a tenth the size of my house, (　1　) I was learning, slowly, to entertain my two children.

② The last person on my schedule that week was a new patient named Walter Johnson.　I took his *chart from the nurse and called for "Mr Johnson."　In the waiting room, a woman gave her little boy a *bewildered look.

　"[　　　　A　　　　]" the woman said, pointing to her son.

　"I'm Dr Lynn.　Happy to meet you.　[　　　　B　　　　]" I explained as I shook the boy's hand.　I led mother and son to the examining room, where Walter began to climb on and off the examination table (　2　) it were a jungle gym.　The paper on the table *crinkled with each of movements.

　"[　　　　C　　　　]" his mother said, then turned to me.　"Doctors make him nervous."

　"Me too," I replied.　"[　　　　D　　　　]"

He smiled and waved five fingers at me.　Young children always love to be mistaken for older, a fact I take advantage of to build *rapport with them.

(*注　chart：カルテ　　　bewildered：困ったような　　　crinkle：かさかさと音を立てる　　　rapport：信頼関係)

③ Walter continued to explore the room.　He pulled the blood pressure *cuff off the wall, then inspected the *stack of fresh gowns in the cabinet.

　"Walter looks pretty vigorous to me," I observed.　"[　　　　E　　　　]"

His mother explained that Walter had been having knee pain for two years, worse in the mornings and at bedtime, and she's noticed some *swelling and warmth in both knees recently.　He didn't have any other symptoms and *ibuprofen seemed to

relieve his discomfort.
(*注　cuff：血圧計で上腕に巻き膨らませる布　　　stack：積み重ねたもの
swelling：腫れ　　　ibuprofen：イブプロフェン（解熱鎮痛剤））

④ (A) (　　　) (　　　) (ア) (　　　) (　　　) (イ) (　　　) for me, but I did,
probably for his mother's benefit, *coax him onto the table.　All of his joints moved
well without *tenderness, and his knees, if anything, were a little *ticklish.

　I explained to his mother that Walter probably had a mild case of *pauciarticular
*juvenile rheumatoid arthritis and that his pain and swelling would gradually
improve without any lasting damage to the joints.　I recommended that he take
ibuprofen daily.　(B) I considered (　　　) (ウ) (　　　) for (　　　), but (　　　)
(　　　) (　　　) (エ) (　　　) exercise.　I finished, asking his mother to have
an *ophthalmologist examine Walter's eyes for the subtle *inflammation that can
occur in a small number of children with this condition.
(*注　coax：おだてて〜させる　　　tenderness：触った時の痛み　　　ticklish：こそば
ゆい　　　pauciarticular：小関節の　　　juvenile rheumatoid arthritis：若年性関節リ
ウマチ　　　ophthalmologist：眼科医　　　inflammation：炎症）

⑤ "[　　　　F　　　　]" the mother asked.
　"Sure," I replied through tightly smiling lips.　Being asked to repeat my
discussion was a little like approaching the finish line at the end of the mile run and
being told by the coach to *sprint another *lap.　I sent Walter to bring back ⟨　　　⟩
from the waiting room.

　I told the whole family about juvenile rheumatoid arthritis, and I described how
the tests done by their family physician helped to rule out other possible causes of
Walter's arthritis.　Midway through the discussion, I felt two little hands rubbing
my tight *shoulder girdle and upper back.　I wasn't sure (　3　) I should accept
a massage from a patient, but it felt good, so I continued talking.
(*注　sprint：〜を全速力で走る　　　lap：一周　　　shoulder girdle：肩甲骨のあたり）

⑥ His parents smiled, then laughed.
　"I've never seen Walter ┃take to┃ anybody like this," his mother declared.

"[　　　　G　　　　]"

Hearing his name, Walter became self-conscious and began to pace the room again. I told his father that his son's knees would gradually improve, and I rose from my stool.

"[　　　H　　　]" his father asked.

"Every Friday afternoon would be great.　But an appointment in six months will be just fine."

問1～問8：本文中の [　　　A　　　] ～ [　　　H　　　] に入れるべき最も適切な表現を次から選べ。各表現は一回ずつ使用せよ。

1. He never scratches our backs.
2. Calm down, Walter,
3. Can I have my husband in to hear this too?
4. When do you want to see Walter again?
5. This is Walter,
6. Walter, how old are you?　I'll bet you're 10 or 11.
7. What's he doing in an *arthritis specialist's office?
8. I guess I was expecting an older gentleman,
(*注　arthritis：関節炎)

問1：[　　　　A　　　　] に入れるべき表現はどれか。

マーク式解答欄　　1

問2：[　　　　B　　　　] に入れるべき表現はどれか。

マーク式解答欄　　2

問3：[　　　C　　　] に入れるべき表現はどれか。

マーク式解答欄　　3

問4：[　　　D　　　] に入れるべき表現はどれか。

マーク式解答欄　　4

問5：[　　　E　　　] に入れるべき表現はどれか。

マーク式解答欄　　5

問６：　[　　　　F　　　　]　に入れるべき表現はどれか。

問７：　[　　　　G　　　　]　に入れるべき表現はどれか。

問８：　[　　　　H　　　　]　に入れるべき表現はどれか。

問９〜問１１：英文中の（　　1　　）〜（　　3　　）に入れるべき最も適切な語（句）を次から選べ。各語（句）は１回ずつ使用せよ。

1. as if 　　　　 2. where 　　　 3. whether

問９：　（　　1　　）に入れるべき語（句）はどれか。

問１０：　（　　2　　）に入れるべき語（句）はどれか。

問１１：　（　　3　　）に入れるべき語（句）はどれか。

問１２〜問１５：第④パラグラフ中の下線部(A)と下線部(B)が，次の各日本語に相当する英文となるように，最も適切な語（句）をそれぞれの選択肢から選んで文中のすべての（　　　）を埋めるとき，（　ア　）〜（　エ　）に入れるべき語（句）はどれか。各語（句）の番号を答えよ。各語（句）は１回ずつ使用せよ。

(A) (　　　) (　　　) (ア) (　　　) (　　　) (イ) (　　　) for me,

「私にとってウォルターが部屋を歩きまわるのを見るだけで，検査には十分
　だった」

1. an examination 　 2. enough of 　　　 3. the room
4. walk around 　　 5. Walter 　　　　 6. was 　　　　 7. watching

(B) I considered (　　　) (　ウ　) (　　　) for (　　　), but (　　　) (　　　)
(　　　) (　エ　) (　　　) exercise.

「私は彼（ウォルター）に彼の膝のための特別な運動を教えようかと考えた
　が，この子にはこれ以上の運動は必要なかった。」

1. did　　　　　2. him　　　　　3. his knees　　4. more　　　　5. need
6. not　　　　　7. special exercises　　　　　8. teaching　　9. this kid

問１２：（　ア　）に入れるべき語（句）はどれか。

マーク式解答欄　１２

問１３：（　イ　）に入れるべき語（句）はどれか。

マーク式解答欄　１３

問１４：（　ウ　）に入れるべき語（句）はどれか。

マーク式解答欄　１４

問１５：（　エ　）に入れるべき語（句）はどれか。

マーク式解答欄　１５

問１６：第⑤パラグラフ中の ＜　　　＞ に入れるべき最も適切な語句を次から選べ。

1. a new patient　　2. his father　　　　3. the coach　　　　4. the nurse

マーク式解答欄　１６

問１７：第⑥パラグラフ中の ［ take to ］ の意味として最も適切なものを次から選べ。

1. start crying
2. start hating
3. start laughing
4. start liking

マーク式解答欄　１７

問１８：本文の内容と一致しているものを次から１つ選べ。

1. ウォルターは年齢を間違われて悲しかった。
2. ウォルターは両親の肩もみをよくする。
3. リン先生はウォルターの症状はよくならないといった。
4. リン先生はウォルターのお母さんに眼科医に彼の眼を診てもらうように勧めた。
5. リン先生はウォルターのマッサージを受け入れなかった。

マーク式解答欄　１８

（出典：John T. Lynn Ⅲ．"Friday Afternoon." *A Piece of My Mind.*）

【 2 】次の英文は 2017 年に書かれた新聞記事である。これを読んで，**問１９〜問４０**に答えよ。番号①〜⑤はパラグラフを示す。　　　　　　（４４点）

① The first physical bookstore in Manhattan for online giant Amazon launched in late May.　The downtown shop *buzzed with customers even though they could have shopped online from their homes and had their books (　A　) instead. People seemed to enjoy looking at and holding books, and were even happy to *lug them home.　The number of independent bookstores in the United States is increasing and sales are generally healthy, so it seems people still enjoy shopping at actual bookstores.

(*注　buzz with … : 〜でざわつく　　lug：苦労して運ぶ)

② After one major U.S. bookstore chain, Borders, closed its doors a while back, some localities found themselves with no bookstores at all.　One *neighborhood association in Fort Greene, Brooklyn, surveyed its community and (　B　). Soon afterward, the association came across Jessica Bagnulo and Rebecca Fitting, (bookstore; opening; dreamed; who; women; a; of) and had a well thought out business plan.　With the community's financial help and other support, Greenlight Bookstore opened its doors in Fort Greene in 2009.　Not only has it become a success in that neighborhood, Greenlight has since opened a second store in a nearby ⎡residential⎤ area as well.

(*注　neighborhood association：町内会)

③ Many independent bookstores like Greenlight understand that intimate engagement with the local community is ⎡critical⎤ for their success.　From a bright *foyer opening onto a busy, but casual, shopping street, Greenlight staff members welcome customers with friendly greetings, often calling people by their first names.　The store seems to serve as a cultural center for the community. [　C　].　"Events are held almost every day in our stores," Fitting said. These include book launches with authors, discussion panels, local author talks and story times for kids.　Besides *enticements within the store, such as event *fliers with the shop's ⎡distinctive⎤ logo in green, Greenlight has also built up a mailing

list of over 22,000 customers who receive monthly newsletters. "I don't think people shop here for price," Fitting said. People like the store because they can be comfortable *browsing while being culturally stimulated at the same time. [D], simply by *perusing the *engaging displays. This *zeal for books inevitably leads people to the "Staff *Picks" shelf where the books are 15 percent off.
(*注 foyer：ロビー enticements：誘惑するもの fliers：宣伝用ちらし browse：（商品を）見て歩く peruse：ざっと読む engaging：人を引き付ける zeal：熱意 picks：特選書)

④ "I don't know why, but after age 40 (1) with customers became less imperative for me than before," said mid-40s Sarah McNally, the Canadian-born owner of the bookstore, McNally Jackson Books, in Soho. Her success as an independent bookseller may be tied to her │emphasis│ on "*localism." Soho has become one of the *coolest neighborhoods in Manhattan, and home to many trendy, *upscale shops. As Soho attracts internationally *minded people, so does the bookstore. As McNally pointed out, "Our customers are from all over." Books for the store are evaluated and selected to reflect the cultural │diversity│ and interests of the community. For example, the "Syrian *Lit" sign might catch your eye while browsing. Syrian literature sounds unique and timely, so you might buy one or two books to *better your (2) of today's world. Likewise, the "New & *Noteworthy History & Politics" shelf may also impress you with its geographically and *chronologically extensive coverage. McNally said, "It is important to show what is (3) now in the world." Fortunately, customers do seem to get it, and they enjoy discovering new interests in her store.
(*注 localism：地域主義 cool：素敵な upscale：高級志向の minded：関心のある Lit = literature better = improve noteworthy：注目に値する chronologically：年代順に)

⑤ No matter what your cultural background is and what your interests are, your mind will drift among the shelves in this 6,000 *sq. foot (about 560 sq. meters) bookstore established in 2004. It's not a huge store, but after (4) for the first two or three years, McNally Jackson Books has attained one of the highest per square-foot sales figures in the U.S.   Another reason for this success is that their staff is as serious about customer service as it is about book selections.   They'll do book searches for you, and it's easy to imagine how grateful customers must feel when their longed-for books are found.   With these services, the store has gained a number of return customers.

(*注　sq. = square)

問１９：第①パラグラフ中の（　　A　　）に入れるべき最も適切な語（句）を次から選べ。

    1. be delivered　　　2. delivered　　　3. delivering　　　4. to deliver

マーク式解答欄　１９

問２０：第②パラグラフ中の（　　　B　　　）に入れるべき最も適切な表現を次から選べ。

    1. decided to import several more foreign magazines
    2. found that people missed bookstores most of all
    3. realized how important it is to attract tourists
    4. tried to solve the long-term health problems

マーク式解答欄　２０

問２１：第②パラグラフ中の下線部 (bookstore; opening; dreamed; who; women; a; of) に与えられた語（セミコロンで区切られている）を最も適切な語順に並べ替えるとき，（　　　　　　　）の中で前から３番目に来る語は次のどれか。

1. bookstore	2. opening	3. dreamed
4. who	5. women	6. a	7. of

マーク式解答欄　２１

問２２：第②パラグラフ中の　residential　の最も適切な意味を次から選べ。

  1. fit for producing crops

  2. having inconvenient transportation

  3. having to do with education

  4. suitable for private houses　　　　　マーク式解答欄２２

問２３～問２４：第③パラグラフ中の　critical ,　distinctive　の各語とほぼ同じ意味を有し，置き換えが可能な最も適切な語を次から１語ずつ選べ。

1. characteristic	2. decisive	3. frequent
4. harmful	5. peripheral	6. reverse

問２３：　critical　との置き換えが可能な語はどれか。　　マーク式解答欄　２３
問２４：　distinctive　との置き換えが可能な語はどれか。　マーク式解答欄　２４

問２５～問２７：第③パラグラフ中の　[　　　C　　　]　全体が次の日本語に相当する英文になるように，最も適切な語を下から選んで文中のすべての（　　　）を埋めるとき，（　C-1　）～（　C-3　）に入れるべき語はどれか。各語は１回ずつ使用せよ。

　「関連書籍の展示をともなう店内イベントの案内掲示は無視できない」

Signs （　C-1　）（　　　　）（　　　　）with （　C-2　）book （　　　　）（　　　　）
（　C-3　）（　　　　）miss

1. announcing	2. are	3. displays	4. events
5. hard	6. related	7. store	8. to

問２５：（　C-1　）に入れるべき語はどれか。　　マーク式解答欄　２５
問２６：（　C-2　）に入れるべき語はどれか。　　マーク式解答欄　２６
問２７：（　C-3　）に入れるべき語はどれか。　　マーク式解答欄　２７

問２８～問３０：第③パラグラフ中の ［　　　Ｄ　　　］ 全体が次の日本語に相当する英文になるように，最も適切な語を下から選んで文中のすべての（　　　　）を埋めるとき，（　D-1　）~（　D-3　）に入れるべき語はどれか。各語は１回ずつ使用せよ。

「自分たちが興味を持つとは全く想像もしなかった本を知ることに，
客たちはわくわくするのだ」

Customers （　　　　）（　D-1　）（　　　　） acquaint themselves with
（　　　　） they never （　D-2　） they （　　　　）（　D-3　）（　　　　） in

| 1. are | 2. be | 3. books | 4. excited |
| 5. imagined | 6. interested | 7. to | 8. would |

問２８：（　D-1　）に入れるべき語はどれか。　　　マーク式解答欄　２８

問２９：（　D-2　）に入れるべき語はどれか。　　　マーク式解答欄　２９

問３０：（　D-3　）に入れるべき語はどれか。　　　マーク式解答欄　３０

問３１：次の英文が第②～第③パラグラフの内容と一致するように，英文中の（　　　　　　　）に下から最も適切なものを選べ。

Greenlight Bookstore （　　　　　　　）.

1. is an online shopping site whose customers are automatically added to the mailing list
2. has recently combined with the big U.S. company, Borders
3. is located in a crowded but casual shopping street in Fort Green
4. was opened by Jessica Bagnulo and Rebecca Fitting in late May 2017

マーク式解答欄　３１

問３２～問３５:第④～⑤パラグラフ中の（　　1　　）～（　　4　　）に入れるべき最も適切な語を次から選べ。各語は１回ずつ使用せよ。

1. chatting	2. happening	3. struggling	4. understanding

問３２：（　　1　　）に入れるべき語はどれか。　　　マーク式解答欄　３２

問３３：（　　2　　）に入れるべき語はどれか。　　　マーク式解答欄　３３

問３４：（　　3　　）に入れるべき語はどれか。　　　マーク式解答欄　３４

問３５：（　　4　　）に入れるべき語はどれか。　　　マーク式解答欄　３５

問３６：第④パラグラフ中の　emphasis　の意味に最も近い語を次から選べ。

1. belief　　　2. intention　　　3. potential　　　4. stress

マーク式解答欄　３６

問３７：第④パラグラフ中の　diversity　の意味に最も近い語を次から選べ。

1. perspective　　2. standard　　　3. tendency　　　4. variety

マーク式解答欄　３７

問３８：次の英文が第④～第⑤パラグラフの内容と一致するように，英文中の（　　　　　　　）に下から最も適切なものを選べ。

McNally Jackson Books (　　　　　　　).

1. attracts those people who are willing to enlarge their views
2. is equipped with computers so that customers can order books by themselves
3. is owned by a middle-aged Syrian woman
4. was opened in an area where people have prejudice against foreigners

マーク式解答欄　３８

問３９：本文中に出てくる次の語のうち，<u>下線部の発音が他の３語と異なる語</u>を選べ。

1. comfort<u>a</u>ble   2. eng<u>a</u>gement   3. gr<u>a</u>teful   4. stimul<u>a</u>te

マーク式解答欄　３９

問４０：本文の内容と一致しているものを次から１つ選べ。

1. Customers at Greenlight Bookstore are often greeted with their first names.
2. Jessica Bagnulo is one of the local customers who shop books at Greenlight Bookstore.
3. Sarah McNally's bookstore has attracted only Canadian customers.
4. Syrian literature books are always 15 percent off at McNally Jackson Books.

マーク式解答欄　４０

（出典：Emi Oshima. "Independent Bookstores Flourish in Hip Big Apple." *Asahi Weekly*.）

【 3 】次の英文は旅行で使える英語表現について解説したものである。これを読んで，**問41～問50**に答えよ。　　　　　　　　　　　　　　　（20点）

With your map in hand, you can set out to see a city.　Occasionally you may have to ask directions like these:

　　Can you tell me where Crescent Park is?
　　Do you know where the train station is?
　　Will this street (　1　) me to the art museum?
　　Where is the nearest subway station?
　　Is there a bus stop near here?

Sometimes the replies are easy to understand:

　　Go straight ahead.
　　Turn right at the next corner.
　　Go left at the *intersection.
　　Two *blocks ahead.　You can't (　2　) it.
　　Turn at the third traffic light on your left.

But sometimes replies are rather difficult to understand.　Bus stops, in particular, are sometimes a problem to (　3　).　Many streets only (　4　) one-way traffic.　So the bus comes down one street and goes back on another.　If the streets are "parallel," the conversation may (　5　) like this:

　　Traveler : Excuse me.　Can you tell me where the bus stop is?
　　Resident : What bus do you want to get?
　　T : The bus for downtown.　[　　A　　].
　　R : That's Bus Number Two. You have to go one block over.　Get it on the
　　　　street parallel to this.
　　T : Excuse me.　[　　B　　].　What does "one block over" mean?
　　R : Cross the street and turn at the corner.　Go down that side street for one

block.　[　　C　　] parallel to this one.

T：I see.

R：The traffic on that street goes in the opposite direction.　You can get a bus for down town on that street.　[　　D　　].

T：Thanks very much.　[　　E　　], right?

R：Right.

(*注　intersection：交差点　　blocks：(市街地の通りに囲まれた) 街区, ブロック)

問41～問45：本文中の（ 1 ）～（ 5 ）に入れるべき最も適切な語を次から選べ。各語は1回ずつ使用せよ。

　　1. allow　　2. find　　3. miss　　4. sound　　5. take

　　問41：（ 1 ）に入れるべき語はどれか。　　マーク式解答欄 41

　　問42：（ 2 ）に入れるべき語はどれか。　　マーク式解答欄 42

　　問43：（ 3 ）に入れるべき語はどれか。　　マーク式解答欄 43

　　問44：（ 4 ）に入れるべき語はどれか。　　マーク式解答欄 44

　　問45：（ 5 ）に入れるべき語はどれか。　　マーク式解答欄 45

問46～問50：本文中の [　　A　　] ～ [　　E　　] に入れるべき最も適切な表現を次から選べ。各表現は1回ずつ使用せよ。

　　1. I don't understand

　　2. I don't know the number

　　3. The bus stop is in front of the bank

　　4. You said Bus Number Two

　　5. You will come out on the street

問46：[　　A　　] に入れるべき語はどれか。　マーク式解答欄 46

問47：[　　B　　] に入れるべき語はどれか。　マーク式解答欄 47

問48：[　　C　　] に入れるべき語はどれか。　マーク式解答欄 48

問49：[　　D　　] に入れるべき語はどれか。　マーク式解答欄 49

問50：[　　E　　] に入れるべき語はどれか。　マーク式解答欄 50

（出典：Richard T. Goodman　『続・旅行者のための英語ハンドブック』）

『以　上』

化　学

問題
(60分)

31年度

問１〜問２５の解答を，指定された解答欄にマークせよ。

必要があれば，次の数値を用いよ。

原子量：　$H = 1.0$,　$C = 12$,　$N = 14$,　$O = 16$,　$Na = 23$

アボガドロ定数：6.02×10^{23} /mol

気体定数：8.3×10^3 Pa·L/(K·mol)

セルシウス温度目盛りのゼロ点　$0\ ℃$：273 K

標準状態：$0\ ℃$,　1.013×10^5 Pa

1

次の問い（**問 1 ～ 問 4**）に答えよ。 　　　　　　（19点）

問 1 メタン CH_4，アンモニア NH_3，水 H_2O，二酸化炭素 CO_2 の分子の形および極性に関する次の記述のうち，正しいもののみをすべて含む組み合わせはどれか。

マーク式解答欄 　**1**

(a) CH_4 は正方形の無極性分子である。
(b) NH_3 は三角すい形の極性分子である。
(c) H_2O は直線形の無極性分子である。
(d) CO_2 は折れ線形の極性分子である。

(1)	[(a)]	(2)	[(b)]	(3)	[(c)]
(4)	[(d)]	(5)	[(a), (b)]	(6)	[(a), (c)]
(7)	[(a), (d)]	(8)	[(b), (c)]	(9)	[(b), (d)]
(10)	[(c), (d)]				

問2　金属の単体または化合物に関する次の記述のうち，正しいもののみをすべて含む組み合わせはどれか。

マーク式解答欄　2

(a) $BaSO_4$ と $Ba(OH)_2$ はいずれも水に溶けにくい。

(b) Ca は水と反応して塩基性の化合物を生じる。

(c) Cu は硝酸と反応して水素を発生しながら溶ける。

(d) $KMnO_4$ は強い酸化作用を示し，過剰のアルケンと反応させると過マンガン酸イオンの赤紫色が消失する。

(1)　[(a), (b)]　　　(2)　[(a), (c)]　　　(3)　[(a), (d)]

(4)　[(b), (c)]　　　(5)　[(b), (d)]　　　(6)　[(c), (d)]

(7)　[(a), (b), (c)]　(8)　[(a), (b), (d)]　(9)　[(a), (c), (d)]

(10)　[(b), (c), (d)]

問3　27 °C で空気 20 g を 16 L の密閉容器に詰めた。この容器内の酸素の分圧 〔Pa〕として最も近い数値はどれか。ただし，空気はモル分率として窒素 80 %，酸素 20 %からなる混合気体とし，理想気体としてふるまうものとする。

マーク式解答欄　3

(1)　1.1×10^4　　(2)　2.2×10^4　　(3)　4.4×10^4

(4)　6.6×10^4　　(5)　8.8×10^4　　(6)　1.1×10^5

(7)　2.2×10^5　　(8)　4.4×10^5　　(9)　6.6×10^5

(10)　8.8×10^5

問4 下図の実線**ア**は, 2 種類の仮想の 2 原子分子 A_2 と B_2 の反応のエネルギー変化を示している。

$$A_2 (気) + B_2 (気) \rightarrow 2\,AB (気)$$

次の記述のうち, 正しいもののみをすべて含む組み合わせはどれか。

マーク式解答欄　**4**

(a) 実線**ア**で示される反応の活性化エネルギー〔**kJ/mol**〕は $E_3 - E_1$ で表される。

(b) **AB** の生成熱〔**kJ/mol**〕は $\dfrac{E_2 - E_1}{2}$ で表される。

(c) 触媒を加えると, 破線**イ**で表される経路で反応が進む。

(d) 触媒を加えると, 反応熱は小さくなる。

(1) [(a)]　　　　**(2)** [(b)]　　　　**(3)** [(c)]

(4) [(d)]　　　　**(5)** [(a), (b)]　　**(6)** [(a), (c)]

(7) [(a), (d)]　　**(8)** [(b), (c)]　　**(9)** [(b), (d)]

(10) [(c), (d)]

2 次の問い（**問5〜問7**）に答えよ。   （16点）

問5 シス-トランス異性体（幾何異性体）や鏡像異性体（光学異性体）のように，原子の結合の順序は同じであるが，立体構造が異なる異性体を立体異性体という。下記の化合物には何種類の立体異性体が存在するか。

マーク式解答欄 **5**

$$CH_3-\underset{\underset{CH_3}{|}}{CH}-(CH_2)_3-\underset{\underset{CH_3}{|}}{CH}-(CH_2)_3-\underset{\underset{CH_3}{|}}{C}=CH-(CH_2)_2-\underset{\underset{CH_3}{|}}{C}=CH-CH_2OH$$

(1) 2   (2) 3   (3) 4

(4) 5   (5) 6   (6) 7

(7) 8   (8) 9   (9) 10

問6 ベンゼンに関する次の記述のうち，正しいもののみをすべて含む組み合わせはどれか。

マーク式解答欄 **6**

(a) 常温・常圧で液体であり，特有のにおいをもつ。

(b) 臭素水を加えると，臭素水の色がすぐに消える。

(c) 1つの分子中のすべての原子は，同一平面上にある。

(d) 炭素原子間の結合距離はすべて同等で，エチレンの炭素原子間の結合距離より短い。

(1) [(a), (b)]   (2) [(a), (c)]   (3) [(a), (d)]

(4) [(b), (c)]   (5) [(b), (d)]   (6) [(c), (d)]

(7) [(a), (b), (c)]   (8) [(a), (b), (d)]   (9) [(a), (c), (d)]

(10) [(b), (c), (d)]

問7　構成酸がリノール酸 ($C_{17}H_{31}COOH$) のみからなる油脂 **32.7 g** に完全に水素 H_2 を付加して，構成酸が飽和脂肪酸であるステアリン酸のみからなる油脂に変換した。このとき，必要な水素 H_2 の標準状態における体積〔L〕はいくらか。最も近い値を選べ。ただし，水素は理想気体としてふるまうものとする。

マーク式解答欄　7

(1) 1.67　　　(2) 2.36　　　(3) 2.50
(4) 4.72　　　(5) 5.01　　　(6) 5.23
(7) 7.07　　　(8) 7.51　　　(9) 7.85

3 　次の記述を読んで，問い（**問8～問12**）に答えよ。　（23点）

　純物質の状態は，その物質がおかれている温度と圧力で決まる。**図1**は水 H_2O の状態図で，温度と圧力によって H_2O がどのような状態になるかを示している。領域①，②，③では固体，液体，気体のいずれかの状態をとる。**図2**は，大気圧 $1.0 \times 10^5 \, Pa$ の下で，H_2O（固）を加熱して単位時間当たり一定の熱量を与えていったときの加熱時間と H_2O の温度との関係を示す。

問9　図1の点 **X** で表される状態の H_2O を，圧力を $1.0 \times 10^5\,Pa$ に保った
　　まま温度をゆっくりと下げていったときの体積変化を表すグラフとし
　　て適切なものはどれか。ただし，**4 °C** での H_2O の密度は **0.999973 g/mL**，
　　0 °C の H_2O では **0.999841 g/mL** であり，点 **X** の温度 T_X は **100 °C** <
　　T_X < **150 °C** とし，容器内に H_2O 以外の物質は存在しないものとする。

問１０　ある温度および圧力で，H_2O の状態を図１の領域②から領域③に変化させたとき，$45\,kJ/mol$ の熱量が必要であった。同じ温度と圧力で領域②の状態の H_2O $1.0\,g$ をすべて領域③の状態に変化させるために必要な熱量〔kJ〕に最も近いものはどれか。

マーク式解答欄　１０

(1)　1.0　　　(2)　1.5　　　(3)　2.0　　　(4)　2.5
(5)　3.0　　　(6)　3.5　　　(7)　4.0　　　(8)　4.5

問１１　図２の点アと点イの状態は，図１の領域①〜④のうち，どれに相当するか。正しい組み合わせはどれか。

マーク式解答欄　１１

	点ア	点イ
(1)	領域①	領域②
(2)	領域①	領域③
(3)	領域①	領域④
(4)	領域②	領域①
(5)	領域②	領域③
(6)	領域②	領域④
(7)	領域③	領域①
(8)	領域③	領域②
(9)	領域③	領域④

問１２ 大気圧 1.0×10^5 Pa の下で，$1\,g$ の氷を融解させるのに，１分間あたり y 〔kJ〕の熱を加える必要があったとする。**図２**をもとに融解熱〔kJ/mol〕を表す式を作成するとき，適切なものはどれか。

マーク式解答欄　　１２

(1)　$y(t_1 - t_0)$　　　　　(2)　$y(t_2 - t_1)$　　　　　(3)　$18y(T_1 - T_0)$

(4)　$18y(t_1 - t_0)$　　　(5)　$18y(T_2 - T_1)$　　　(6)　$18y(t_2 - t_1)$

(7)　$18y(T_4 - T_3)$　　(8)　$18y(t_4 - t_3)$　　　(9)　$\dfrac{y(t_1 - t_0)}{18}$

(10)　$\dfrac{y(t_2 - t_1)}{18}$

4 次の記述を読んで，問い（**問13～問16**）に答えよ。（22点）

　水酸化ナトリウムの固体を純水に溶かして，中和滴定に用いる標準溶液（溶液 **X** とする）をつくった。溶液 **X** の正確な濃度を求めるために，以下の実験を行った。

　操作 I：純粋なシュウ酸二水和物を正確に **1.26 g** はかりとり，少量の純水に溶かして器具 **A** に完全に移し，さらに純水を加えて全量を正確に **200 mL** にした。なおシュウ酸は示性式 **HOOC-COOH** で表される **2** 価のカルボン酸である。

　操作 II：**操作 I** で得られた水溶液 **10.0 mL** を器具 **B** を用いて正確にコニカルビーカーに移し，適切な指示薬を加えた。

　操作 III：溶液 **X** をビュレットに入れて液面の目盛りを **0** 〔mL〕に合わせたのち，コニカルビーカー内の水溶液へ滴下した。指示薬が変色したところで滴下を止めて目盛りを読むと，**19.40**〔mL〕であった。

問13　器具 **A**，**B** として適切なものが下図に含まれている。正しい組み合わせはどれか。

マーク式解答欄　**13**

①　　　②　　　③　　　④　　　⑤

	A	B
(1)	①	②
(2)	①	④
(3)	①	⑤
(4)	②	③
(5)	②	④
(6)	②	⑤

問14 器具 A, B, コニカルビーカー, ビュレットのうち, 洗浄した直後でその内面が純水でぬれていてもそのまま使えるものの組み合わせとして適切なものはどれか。○は「使える」, ×は「使えない」を表す。

マーク式解答欄 14

	A	B	コニカルビーカー	ビュレット
(1)	○	○	○	○
(2)	○	×	○	×
(3)	○	×	×	×
(4)	×	○	○	○
(5)	×	○	×	○
(6)	×	×	○	×

問15 **操作 III** の下線部の状態を表す適切な図はどれか。ただし，図は
ビュレットの一部を示し，短い目盛りは **0.1 mL** ごとに，長い目盛りは
0.5 mL ごとに刻まれている。灰色で塗られた部分は標準溶液を，破線
は標準溶液の曲面の上端を示す。

マーク式解答欄　**15**

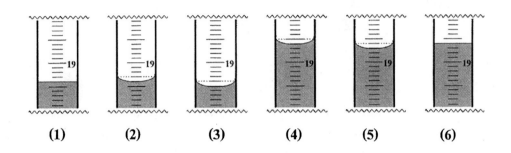

　　　(1)　　　　　(2)　　　　　(3)　　　　　(4)　　　　　(5)　　　　　(6)

問16 溶液 **X** の水酸化ナトリウム濃度〔**mol/L**〕として最も近いものは
どれか。

マーク式解答欄　**16**

(1)　1.5×10^{-2}　　　(2)　2.6×10^{-2}　　　(3)　3.6×10^{-2}

(4)　5.2×10^{-2}　　　(5)　7.2×10^{-2}　　　(6)　1.0×10^{-1}

5　次の記述を読んで，問い（**問１７〜問２１**）に答えよ。（２６点）

1．化合物 **A**，**B**，**C** は，いずれも分子式 $C_9H_{10}O_2$ で表され，いずれも
ベンゼン環に１つの置換基をもつエステルである。

2．**A** を加水分解すると，化合物 **D** とベンゼン環をもつ化合物 **E** が生
成した。**E** には鏡像異性体（光学異性体）が存在する。

3．**B** を加水分解すると，化合物 **F** とベンゼン環をもつ化合物 **G** が生
成した。化合物 **F** はヨードホルム反応が陽性であった。

4．**C** を加水分解すると，化合物 **H** とベンゼン環をもつ化合物 **I** が生
成した。化合物 **I** に塩化鉄（Ⅲ）水溶液を加えると青〜赤紫色を呈し
た。

問１７　化合物 **A** 150 mg を完全燃焼させたときに生成する水の質量〔mg〕
として最も近い値はどれか。

マーク式解答欄　**１７**

(1)　12　　　　　(2)　15　　　　　(3)　45

(4)　90　　　　　(5)　120　　　　(6)　135

(7)　150　　　　(8)　180

問１８　化合物 **D** として正しいものはどれか。

マーク式解答欄　**１８**

(1)　メタノール　　　(2)　エタノール　　　(3)　1-プロパノール

(4)　2-プロパノール　(5)　ギ酸　　　　　　(6)　酢酸

(7)　プロピオン酸　　(8)　乳酸

問19 化合物 **E** の構造異性体のうち，ベンゼン環に **3** つ置換基をもち塩化鉄(Ⅲ)水溶液によって青〜赤紫色を呈するものは何種類存在するか。

マーク式解答欄 **19**

(1) 1		(2) 2		(3) 3	
(4) 4		(5) 5		(6) 6	
(7) 7		(8) 8		(9) 9	

問20 化合物 **E** の構造異性体のうち，分子中にベンゼン環とエーテル結合をもつものは何種類存在するか。

マーク式解答欄 **20**

(1) 1		(2) 2		(3) 3	
(4) 4		(5) 5		(6) 6	
(7) 7		(8) 8		(9) 9	

問21 化合物 **D～I** に関する次の記述のうち，正しいもののみをすべて含む組み合わせはどれか。

(a) **D～I** の中で，ヨードホルム反応を示すものは **F** のみである。

(b) **D～I** の中で，銀鏡反応を示すものは存在しない。

(c) 炭酸水素ナトリウム水溶液に **G** と **H** をそれぞれ加えると，いずれも二酸化炭素が発生する。

(d) **I** の水溶液に臭素水を加えると，白色沈殿が生じる。

(1) [(a), (b)]	(2) [(a), (c)]	(3) [(a), (d)]
(4) [(b), (c)]	(5) [(b), (d)]	(6) [(c), (d)]
(7) [(a), (b), (c)]	(8) [(a), (b), (d)]	(9) [(a), (c), (d)]
(10) [(b), (c), (d)]		

6 次の記述を読んで，問い（**問22～問25**）に答えよ。（１９点）

　下図に構造式を示した人工甘味料であるアスパルテームを塩酸で完全に加水分解したところ，アミノ酸 **A** と **B** が得られた。この水溶液の **pH** を **5.5** に調整し，この溶液に，アスパルテームを溶解してろ紙の中央部（下図の**ウ**の部分）に滴下し，**pH** が **5.5** の条件下で電気泳動を行った。電気泳動後のろ紙にニンヒドリン溶液を噴霧し加温したところ，下図の**ア～オ**のうちの **3** か所の位置に呈色が観察された。アスパルテームの等電点は **5.2** であり，アミノ酸 **A** の等電点は **5.5** であった。

アスパルテームの構造

問22　電気泳動後のアミノ酸 **A** の位置として適切なものはどれか。ただし，**3** 種の化合物の移動距離は正確ではないが，移動の方向と移動距離の順番は正しいものとする。

マーク式解答欄　**22**

(1)　ア　　　　(2)　イ　　　　(3)　ウ
(4)　エ　　　　(5)　オ

問２３ 電気泳動後のアミノ酸 **B** の位置として適切なものはどれか。ただし，**3** 種の化合物の移動距離は正確ではないが，移動の方向と移動距離の順番は正しいものとする。

マーク式解答欄 ２３

(1) ア (2) イ (3) ウ
(4) エ (5) オ

問２４ アスパルテームに関する記述のうち，正しいもののみをすべて含む組み合わせはどれか。

マーク式解答欄 ２４

(a) アスパルテームの水溶液に薄い水酸化ナトリウム水溶液と薄い硫酸銅(II)水溶液を少量加えると，赤紫色を呈する。
(b) アスパルテームの水溶液に濃硝酸を加えて加熱すると黄色になり，さらにアンモニア水を加えて塩基性にすると橙黄色になる。
(c) アスパルテームの水溶液にヨウ素ヨウ化カリウム水溶液を加えると，青紫色を呈する。
(d) アスパルテームを無水酢酸と完全に反応させると，ニンヒドリン溶液で呈色しなくなる。

(1) [(a), (b)] (2) [(a), (c)] (3) [(a), (d)]
(4) [(b), (c)] (5) [(b), (d)] (6) [(c), (d)]
(7) [(a), (b), (c)] (8) [(a), (b), (d)] (9) [(a), (c), (d)]
(10) [(b), (c), (d)]

問２５　アスパルテーム **294 mg** に含まれている窒素をすべてアンモニア NH_3 に変化させ，完全に水に溶かして **10 mL** の水溶液とした。この水溶液の **pH** として最も近いものはどれか。ただし，NH_3 の塩基の電離定数 $K_b = 2.0 \times 10^{-5}$ mol/L とし，水のイオン積 $K_w = 1.0 \times 10^{-14}$ (mol/L)^2 とする。必要ならば $\log_{10}2 = 0.30$，$\log_{10}3 = 0.48$ の値を用いよ。

マーク式解答欄　２５

(1)　10.30　　(2)　10.48　　(3)　11.00　　(4)　11.30
(5)　11.48　　(6)　12.00　　(7)　12.30　　(8)　12.48

『以　上』

英　語

解答

31年度

1

〔解答〕

問1　5	問2　8	問3　2
問4　6	問5　7	問6　3
問7　1	問8　4	問9　2
問10　1	問11　3	問12　4
問13　2	問14　2	問15　5
問16　2	問17　4	問18　4

〔出題者が求めたポイント〕

問1～問8

選択肢訳

1．彼は決して我々の背中をこすらない。

2．おちついて、ウォルター。

3．夫もここに呼んでこの話を聞かせていいですか。

4．今度いつウォルターを診察していただけますか。

5．これがウォルターです。

6．ウォルター、君は何歳かな。きっと10歳か11歳だと思うんだけど。

7．関節炎専門医のところでは、彼は何をしていますか。

8．もっと年長の方かと思ってました。

問9～問11

1．as if ～「あたかも～のように」。

2．where ここでは関係副詞。an efficiency apartment を修飾する。

3．whether ～「～かどうか」。

問12～問15　正解の英文

(A) watching Walter walk around the room was enough of an examination for me,

(B) I considered teaching him special exercise for his knees, but this kid did not need more exercise.

問16　「父親を呼んでもよいか」という母親の質問に答えてなので、his father が正解。

問17　take to ～「～を好きになる」なので、start liking が正解。

問18　④パラグラフの最終文に一致。

〔全訳〕

① 長い一週間だった ― 誰の目から見ても。私と妻は最近、17年間の結婚の後、別居した。私は自分の家の10分の1以下大きさのワンルームマンションに引っ越し、そこで、徐々にではあるが、2人の子供を楽しませられるようになっていた。

② その週、最後の予約は、ウォルター・ジョンソンという名の新しい患者だった。私は看護師から彼のカルテを受け取り、「ジョンソンさん」と声をかけた。待合室で、女性は自分の小さな男の子に困ったような視線を向けていた。

女性は自分の息子を指さして「ウォルターです」と言っ

た。

「ドクター・リンです。こんにちは。もっと年長の方かと思ってました」。少年と握手をしながら私は釈明した。私は母親と息子を診察室に案内したが、そこでウォルターは、まるでそれがジャングルジムであるかのように、診察台の上に乗ったり降りたりし始めた。彼が動くたびに、台の上の紙がかさかさと音を立てた。

「落ち着いて、ウォルター」と彼の母親は言って、私の方を向いた。「彼はお医者に会うと緊張するのです」。

「私もですよ」と私は答えた。「ウォルター、君は何歳かな。きっと10歳か11歳だと思うんだけど」。

彼は微笑み、私に向かって5本の指を振った。幼い子供はいつも、年上に間違われるのが大好きなのだ。このことを利用して私は子供たちと信頼関係を築くことにしている。

③ ウォルターは部屋の探索を続けた。彼は血圧計のカフを壁から引き離し、キャビネットの中の未使用のガウンの山を調べだした。

「私にはウォルターはかなり元気そうに見えますね」と私は言った。「関節炎専門医のところでは、彼は何をしていますか」。

母親は、ウォルターが2年間膝の痛みを感じていたこと、朝と就寝時に悪化すること、そして、最近両膝にいくらかの腫れと熱があることに気づいた、と説明した。他に症状はなく、イブプロフェンが彼の不快感を和らげているようだった。

④ 私にとってウォルターが部屋を歩きまわるのを見るだけで検査は十分だったが、おそらく母親のためになると思って、私は彼をおだてて診察台の上に乗せた。彼のすべての関節は触った時の痛みもなく、うまく動いていた。そして、彼の膝は、どちらかといえば、ちょっとこそばゆいだけだった。

私は彼の母親に、ウォルターはおそらく、軽症の小関節若年性関節リウマチであり、彼の痛みと腫れは関節に何らの永続的な損傷もなく、徐々に改善するだろうと説明した。私は彼が毎日イブプロフェンを服用することを薦めた。私は彼（ウォルター）に彼の膝のための特別な運動を教えようかと考えたが、この子にはこれ以上の運動は必要なかった。私は診察を終え、この症状の少数の子供に起こりうるかすかな炎症に関して、眼科医にウォルターの眼を診てもらうよう母親に話した。

⑤ 「夫もここに読んでこの話を聞かせていいですか」と母親は尋ねた。

「もちろん」。私は口角を上げ微笑んで答えた。私の話を繰り返すよう求められたが、それは、1マイル競争の終盤、ゴール直前でコーチからもう一周全速力で走るように言われたようなものだった。父親を連れてくるよう、私はウォルターを待合室に呼びにやらせた。

私は、家族全員に若年性関節リウマチについて話をした。そして、彼らのホームドクターが行った検査のおか

げで、関節炎以外の想定される原因が排除できたことを説明した。話の途中で、私は、小さい２つの手が私の固い肩甲骨と背の上部をこすっているのを感じた。患者にマッサージをしてもらってよいのかどうかわからなかったが、気持ちが良かったので、私は話し続けた。

⑥　彼の両親は微笑み、そして笑った。

「ウォルターがこんな風に誰かを好きになるのは見たことがありません」と彼の母親は言った。

「彼は決して私たちの背中をこすってはくれません」。

自分の名を聞いて、ウォルターは照れくさくなり、再び部屋の中を歩きだした。私は父親に、彼の息子の膝は徐々に良くなるだろうと言った。そして私は腰掛から立ち上がった。

「今度いつウォルターを診察していただけますか」と父親は尋ねた。

「毎週金曜日の午後なら結構です。しかし、６か月後のお約束で全く問題ないでしょう」。

❷

〔解答〕

問19	2	問20	2	問21	3
問22	4	問23	2	問24	1
問25	1	問26	6	問27	5
問28	4	問29	5	問30	2
問31	3	問32	1	問33	4
問34	2	問35	3	問36	4
問37	4	問38	1	問39	1
問40	1				

〔出題者が求めたポイント〕

問19　have + O + Vp.p.「～してもらう」の形なので、delivered が正解。

問20　選択肢訳

1．さらにいくつかの外国雑誌を輸入する決定をした

2．人々がとりわけ書店がないことに不自由しているのを知った

3．観光客を引き付けることがどれほど重要かに気づいた

4．長期的な健康問題を解決しようとした

問21　正解の英文

women who dreamed of opening a bookstore

問22　residential「居住に適した」なので、4が正解。

問23　critical「決定的な」なので、2が正解。

問24　distinctive「独特の」なので、1が正解。

問25～問27　正解の英文

Signs announcing store events with related book displays are hard to miss

問28～問30　正解の英文

Customers are excited to acquaint themselves with books they never imagined they would be interested in

問31　選択肢訳

「グリーンライト・ブックストアは～」

1．客が自動的にメーリングリストに追加されるオンラインショッピングサイトだ

2．最近アメリカの大企業、ボーダーズと合併した

3．フォートグリーンの、混んでいるがカジュアルなショッピングストリートにある

4．ジェシカ・バヌロとレベッカ・フィッティングによって、2017 年５月下旬に開店した

問32～問35

chatting「おしゃべりをしている」。happening「起こっている」。struggling「苦闘している」。understanding「理解している」。

問36　emphasis「強調」。belief「信念」。intention「意図」。potential「可能性」。stress「強調」。

問37　diversity「多様性」。perspective「見解」。standard「標準」。tendency「傾向」。variety「多様性」。

問38　選択肢訳

「マクナリー・ジャクソン・ブックスは～」

1．自分の見解を広げようとする人を引きつける

2．客が自分で本の注文ができるように、コンピュータを備えている

3．中年のシリア人女性によって所有されている

4．人々が外国人に対する偏見を持つ地域で開業した

問39　comfortable[ə] / engagement[ei] / grateful[ei] / stimulate[ei]

問40　選択肢訳

1．グリーンライト・ブックストアの客は、しばしばファーストネームで出迎えられる。

2．ジェシカ・バヌロはグリーンライト・ブックストアで本を買う地元客のひとりだ。

3．サラ・マクナリーの書店はカナダ人の客だけを引きつけてきた。

4．シリア文学の本はマクナリー・ジャクソン・ブックスでは常に15パーセント引きだ。

〔全訳〕

①　５月下旬、オンライン大手のアマゾンが、マンハッタンにはじめてのフィジカル・ブックストア（実際の店舗）を開店した。このダウンタウンの店は客でざわついていた。店に行く代わりに、彼らは家からネットで買い物をし、買った本を配達してもらうこともできただろうに。人々は、本を見たり持ったりすることを楽しんでいるようであり、苦労して本を持ち帰ることに喜びさえ感じた。アメリカでは独立系書店の数が増えており、売上は概ね堅調であるため、人々は今でも実際の書店における買い物を楽しんでいると思われる。

②　米国の大手書店チェーンであるボーダーズが少し前に廃業した後、一部の地域には書店がまったくないことが分かった。ブルックリン区フォートグリーンのある町内会は、地元を調査し、人々がとりわけ書店がないことに不自由しているのを知った。その後すぐにこの町内会は、書店の開業を夢見つつ、よく練られた事業計画を持っていた女性、ジェシカ・バヌロとレベッカ・フィッティングに出会った。地元の財政援助と、その他からの支援を受けて、グリーンライト・ブックストアは 2009 年、

フォートグリーンに店を開いた。その近隣で成功しただけでなく、グリーンライトはその後、近くの住宅地で2店舗目を開いた。

③　グリーンライトのような独立系書店の多くは、成功するためには、地域社会との親密な関わりが重要だと認識している。人通りは多いがカジュアルな商店街に向って開かれた明るいロビーから、グリーンライトのスタッフは、フレンドリーな挨拶で、しばしばファーストネームで呼びながら客を迎える。この店は地域の文化の中心地として機能しているようだ。関連書籍の展示をともなう店内イベントの案内掲示は無視できない。「我々の店では、イベントはほぼ毎日開催されます」とフィッティング氏は語った。こうしたイベントの中には、作家による新刊本の発表、ディスカッションパネル、地元の作家による講演、子供向けお話の時間などが含まれる。イベント宣伝用チラシや目立つ緑色の店舗ロゴといった店内の誘引手段に加えて、グリーンライトはまた、毎月ニュースレターを受け取る 22,000 人以上の顧客メーリングリストも作成した。「人々は価格ゆえにここで買い物をするのではないと思います」とフィッティング氏は言った。人々がこの店を好むのは、文化的な刺激を受けながら、本を見て歩くのが心地よいからだ。ただ人を引き付けるディスプレイをざっと読むだけで、自分たちが興味を持つとは全く想像もしなかった本を知ることに、客たちはわくわくするのだ。本に対するこうした熱意は、必然的に人々を 15 パーセント引きの「スタッフ特選書」棚へと導く。

④　「なぜか分からないのですが、40 歳を超えてから、私にとってお客との雑談が以前ほど義務的なものではなくなりました」と語ったのは、ソーホーの書店、マクナリー・ジャクソン・ブックスの経営者で、カナダ生まれのサラ・マクナリーだ。ソーホーは、マンハッタンで最もクールな地域のひとつとなり、多くのトレンディーで高級志向の店がある。ソーホーが国際的な関心を持っている人々を引き付けるように、書店もこうした人々を引きつける。マクナリーが指摘したように、「私たちの客はあらゆるところから来店します」。この店の本は、文化の多様性とコミュニティの興味を反映するように評価され選択されている。例えば、「シリア文学」の掲示は店内を見て歩くと目を引くかも知れない。シリア文学はユニークでタイムリーに聞こえるので、あなたは、今日の世界をよりよく理解するために1、2冊購入するかも知れない。同様に、「新しく、注目に値する歴史と政治」棚もまた、地理別、年代順の広範な品揃えで、あなたの注目を引くかも知れない。マクナリーは、「世界で今何が起こっているかを示すのが大切なのです」と言った。幸いなことに、顧客はそれを手に入れているように見え、彼女の店で新しい興味の発見を楽しんでいる。

⑤　あなたの文化的背景や興味がたとえ何であれ、2004 年に設立されたこの 6,000 平方フィート（約 560 平方メートル）の書店の棚の間を、あなたの精神は漂流することだろう。大きな書店ではないが、最初の2、3年の苦闘の後、マクナリー・ジャクソン・ブックスは、米国に

おける1平方フィート当たり最高の売上高を達成した。この成功のもう1つの理由は、スタッフが本の選択と同じくらい顧客サービスに真剣に取り組んでいることだ。彼らはあなたのために本の検索をしてくれるだろう。そして、長年探していた本が見つかったとき、客がどれほど感謝するかは容易に想像がつく。こうしたサービスで、この店は多くのリピート客を獲得したのだ。

❸

〔解答〕

問41　5	問42　3	問43　2
問44　1	問45　4	問46　2
問47　1	問48　5	問49　3　　問50　4

〔**出題者が求めたポイント**〕

問41　this street take me to ～「この通りが私を～へ連れて行く」。

問42　You can't miss it.「あなたはそれを見逃すことはできない＝行けばすぐに分かる」。

問43　a problem to find「見つけるのが問題＝見つけにくい」。

問44　only allow one-way traffic「一方通行しか許可しない」。

問45　sound like this「このように聞こえる」。

問46 ～問 50

選択肢訳

1．分かりません

2．番号が分かりません

3．バス停は銀行の前にある

4．あなたはバス番号2と言いました

5．あなたは通りに出るでしょう

〔**全訳**〕

手に地図があれば、街を見に出かけることができる。時折あなたは、次のように道案内を尋ねなければならないかも知れない。

クレセントパークがどこにあるか教えてもらえますか。

電車の駅がどこにあるかご存知ですか。

この通りを行けば、私は美術館に行けますか。

一番近い地下鉄の駅はどこですか。

この近くにバス停はありますか。

時に返答は分かりやすい。

まっすぐ進んでください。

次の角で右に曲がってください。

交差点で左に進みなさい。

2ブロック先です。行けばすぐに分かります。

左側の3番目の信号を左に曲がってください。

しかし、時に返答はかなり分かりづらいことがある。特にバス停は、見つけにくいものだ。多くの通りは一方通

行しか許可しない。そのため、バスはある通りを行き、別の通りで戻って来る。通りが「平行」している場合、会話は次のように聞こえるかも知れない。

旅行者：すみません。バス停がどこか教えていただけますか。

住民　：どのバスに乗りたいのですか。

旅行者：ダウンタウン行きのバスです。番号は分かりません。

住民　：それは番号2のバスですね。あなたは1ブロック向こうに行く必要があります。この通りと並行する通りでバスに乗ってください。

旅行者：すみません。分かりません。「1ブロックオーバー」とはどういう意味ですか。

住民　：通りを渡って角を曲がってください。その脇道を1ブロック進みます。この通りと平行した通りに出ます。

旅行者：分かりました。

住民　：その通りは通行が反対方向です。その通りでダウンタウンへのバスに乗ることができます。バス停は銀行の前にあります。

旅行者：どうもありがとう。バス番号2とおっしゃいましたよね。

住民　：そうです。

化 学

解答

31年度

❶

〔解答〕

問1(2)　問2(5)　問3(2)　問4(2)

〔出題者が求めたポイント〕

分子の形，無機物の反応，気体の法則，反応とエネルギー

〔解答のプロセス〕

問1　(a)正方形 ⟶ 正四面体形　　(b)正

(c)直線形の無極性分子 ⟶ 折れ線形の極性分子

(d)折れ線形の極性分子 ⟶ 直線形の無極性分子

問2　(a)$Ba(OH)_2$ は水に溶ける。　(b)正

$Ca + 2H_2O \longrightarrow Ca(OH)_2 + H_2$

(c)水素 ⟶ 一酸化窒素または二酸化窒素

$3Cu + 8HNO_3(希) \longrightarrow 3Cu(NO_3)_2 + 4H_2O + 2NO$

$Cu + 4HNO_3(濃) \longrightarrow Cu(NO_3)_2 + 2H_2O + 2NO_2$

(d)正　C=C の部分で酸化される。

問3　空気の平均分子量は $28 \times \dfrac{4}{5} + 32 \times \dfrac{1}{5} = 28.8$

よって空気 20g 中の酸素は $\dfrac{20}{28.8} \times \dfrac{1}{5}$ mol

気体の状態方程式より

p〔Pa〕$\times 16$ L

$= \dfrac{20}{28.8} \times \dfrac{1}{5}$ mol $\times 8.3 \times 10^3$ Pa·L/(K·mol)

$\times (273 + 27)$ K

$p = 2.16 \times 10^4 \fallingdotseq 2.2 \times 10^4$ 〔Pa〕

問4　(a)$E_3 - E_1 \to E_3 - E_2$

(b)正　$A_2 + B_2 \to 2AB$ の反応熱は図より $E_2 - E_1$

AB の生成熱は $\dfrac{1}{2}A_2 + \dfrac{1}{2}B_2 \longrightarrow AB$ の反応熱

である。　(c)触媒は活性化エネルギーを小さくするので，破線イは実線アの下に来る。

(d)反応熱は小さくなる ⟶ 変わらない。反応熱は $E_2 - E_1$ である。

❷

〔解答〕

問5(7)　問6(2)　問7(5)

〔出題者が求めたポイント〕

立体異性体，ベンゼンの構造，油脂の水素付加

〔解答のプロセス〕

問5　不斉炭素原子は

CH_3 　　　　 CH_3

$CH_3-\overset{}{CH}-(CH_2)_3-\overset{*}{C}H-(CH_2)_3-$

の C^* の1個，C=C はともにシス-トランス異性体の

存在する条件 $\underset{Y}{\overset{X}{>}}C=C\underset{W}{\overset{Z}{<}}$ で X≠Y かつ Z≠W

を満足するので，化合物の立体異性体の数は

$2 \times 2 \times 2 = 8$

問6　(a)正　(b)色はすぐ消える ⟶ 色は消えない

(c)正　(d)ベンゼンの炭素原子間の距離は，単結合 (0.15nm)とエチレンの C=C(0.13nm)の間(0.14nm)である。

問7　リノール酸の C=C は2個であるので，リノール酸のみからなる油脂$(C_{17}H_{31}COO)_3C_3H_5$(分子量 878)中の C=C は6個。リノール酸のみからなる油脂1mol は水素6mol を付加するから

22.4 L/mol $\times \dfrac{32.7\,g}{878\,g/mol} \times 6 = 5.005$

$\fallingdotseq 5.01$ mol

❸

〔解答〕

問8削除　　問9(5)　問10(4)　問11(5)　問12(6)

〔出題者が求めたポイント〕

水の状態図と状態変化

〔解答のプロセス〕

問8　大学当局の発表に基づき削除

問9　(i)点 X では全て気体なので100℃まで体積は直線的に減少する ⟶ 図(2)は不適

(ii)100℃では気体のすべてが液体になるので，温度100℃のまま体積は減少する ⟶ 図(3),(6)は不適

(iii)100℃から4℃まで水の密度は徐々に大きくなるので体積は徐々に小さくなる ⟶ 図(1)は不適

(iv)水の密度は4℃で最大なので，4→℃では水の体積は少し大きくなる

(v)0℃で水は液体から固体になるが，固体(氷)の密度は液体(水)の密度より小さいので体積は大きくなる。

(vi)0℃より温度が下がると密度が大きくなるので体積は減少する ⟶ 図(5)が正

問10　必要熱量＝蒸発熱×物質量

$= 45$ kJ/mol $\times \dfrac{1.0\,g}{18\,g/mol} = 2.5$ kJ

問11　図2の点アの状態は液体なので図1の領域②に相当し，図2の点イの状態は気体なので図1の領域③に相当する。

問12　融解は時間 t_1 分から t_2 分の間に起こっているから

y〔kJ/(g·分)〕$\times (t_2 - t_1)$〔分〕$\times 18$ g/mol

$= 18y(t_2 - t_1)$ 〔kJ/mol〕

❹

〔解答〕

問13(3)　問14(2)　問15(2)　問16(4)

〔出題者が求めたポイント〕

中和滴定

〔解答のプロセス〕

問 13　溶液の調製に用いる器具 A はメスフラスコ（図①），一定量の溶液を量り取るのに用いる器具 B はホールピペット（図⑤）である。

問 14　メスフラスコとコニカルビーカーは，正確に量り取った試薬を入れるので純水で濡れていてもよいが，ホールピペットとビュレットには正確な濃度の試薬を入れるので濡れていてはいけない。

問 15　ビュレット内の液面は器壁にそって持ち上がっているから液面の底の目盛りを読む。目盛りは上から下へついていることに注意する。

問 16　シュウ酸二水和物 $(COOH)_2 \cdot 2H_2O$ の分子量は 126 なので，1.26 g は 0.0100 mol。水溶液の濃度は

$$\frac{0.0100\,mol}{0.200\,L} = 0.0500\,mol/L$$

中和の関係　酸の物質量×価数＝塩基の物質量×価数　より

$$0.0500\,mol/L \times \frac{10.0}{1000}\,L \times 2$$

$$= x\,(mol/L) \times \frac{19.40}{1000}\,L \times 1$$

$$x = 5.15 \times 10^{-2} \fallingdotseq 5.2 \times 10^{-2}\,(mol/L)$$

5

〔解答〕

問 17 (4)　問 18 (5)　問 19 (6)　問 20 (5)　問 21 (6)

〔出題者が求めたポイント〕

エステルの構造推定

〔解答のプロセス〕

分子式 $C_9H_{10}O_2$ でベンゼン一置換体のエステルについて考えられる示性式と構成カルボン酸，アルコールを列挙すると次のようになる。

(ア) $HCOOCH_2CH_2$—〔ベンゼン環〕　　(イ) $HCOOH$

(ウ) 〔ベンゼン環〕—CH_2CH_2OH

(カ) $HCOOCH(CH_3)$—〔ベンゼン環〕　　(キ) $HCOOH$

(ク) 〔ベンゼン環〕—$C^*H(CH_3)$—OH

(サ) CH_3COOCH_2—〔ベンゼン環〕　　(シ) CH_3COOH

(ス) 〔ベンゼン環〕—CH_2OH

(タ) CH_3CH_2COO—〔ベンゼン環〕　　(チ) CH_3CH_2COOH

(ツ) 〔ベンゼン環〕—OH

(ナ) 〔ベンゼン環〕—$COOCH_2CH_3$　　(ニ) 〔ベンゼン環〕—$COOH$

(ヌ) CH_3CH_2OH

(ハ) 〔ベンゼン環〕—CH_2COOCH_3　　(ヒ) 〔ベンゼン環〕—CH_2COOH

(フ) CH_3OH

問 17　$C_9H_{10}O_2$（分子量 150）1 mol から H_2O 5 mol が生じるから

$$18\,g/mol \times \frac{150 \times 10^{-3}\,g}{150\,g/mol} \times 5 = 0.090\,g = 90\,mg$$

問 18　ベンゼン環と不斉炭素原子をもつ加水分解生成物 E は(ク)，よって D は(キ)（ギ酸），A は(カ)である。

問 19　E の構造異性体のベンゼン三置換体は $C_6H_3(CH_3)_2OH$，その構造は次の 6 種類である。

問 20

の 5 種類

問 21　前文 2 より D は(キ)，E は(ク)（問 18）。

前文 3 より，ベンゼン環をもたないでヨードホルム反応陽性の F は $CH_3CH(OH)$—構造をもつ(ヌ)。よって G は(ニ)，B は(ナ)。

前文 4 より，塩化鉄(Ⅲ)反応陽性の I はフェノールの(ツ)。よって H は(チ)，C は(タ)。

(a) $CH_3CH(OH)$—構造をもつ E もヨードホルム反応陽性である。

(b) D（ギ酸）はアルデヒド基をもち銀鏡反応陽性。

(c) 正　G（ニ，安息香酸）も H（チ，プロピオン酸）もカルボキシ基をもち，炭酸水素ナトリウムと反応して二酸化炭素を発生する。

(d) 正　2, 4, 6-トリブロモフェノールを生じる。

6

〔解答〕

問 22 (3)　問 23 (5)　問 24 (5)　問 25 (4)

〔出題者が求めたポイント〕

アスパルテームの構成アミノ酸

〔解答のプロセス〕

アスパルテームを完全に加水分解すると，化学式の中央付近のペプチド結合と右端のエステル結合が加水分解されて(a)，(b) 2 種類のアミノ酸が得られる。

(a)　COOH
　　｜
　　CH₂
　　｜
H₂N-CH-COOH

(b)　ベンゼン環
　　　｜
　　　CH₂
　　　｜
H₂N-CH-COOH

　アミノ酸(a)は酸性アミノ酸で等電点は 3 付近であり，アミノ酸(b)は中性アミノ酸で等電点は 6 付近である。題意よりアミノ酸 A は(b)（フェニルアラニン），アミノ酸 B は(a)（アスパラギン酸）である。

問22　アミノ酸の混合水溶液の pH が 5.5 でアミノ酸 A の等電点が 5.5 であるから，アミノ酸 A は電気泳動せず，(ウ)の位置に止まっている。

問23　アミノ酸 B もアスパルテームも等電点は 5.5 より小さいので陰イオンになっているが，アミノ酸 B は酸性アミノ酸なので負の電荷はアスパルテームより大きく陽極に向かって移動する距離が大きく(オ)の位置に移動する。

問24　(a)ペプチド結合が 1 つしかないのでビウレット反応は陰性である。　(b)正　ベンゼン環をもつのでキサントプロテイン反応は陽性である。
(c)ヨウ素による呈色はデンプンの反応である。
(d)正　$-NH_2$ がアセチル化されて $-NHCOCH_3$ になるので，ニンヒドリン反応をしなくなる。

問25　アスパルテームの分子式は $C_{14}H_{18}N_2O_5$，分子量は 294 であるから，294mg は 1.00×10^{-3} mol。アスパルテーム 1mol に N 原子 2mol が含まれ，NH_3 2mol が生じるから，得られたアンモニア水の濃度は

$$\frac{2.00 \times 10^{-3}\,\text{mol}}{0.010\,\text{L}} = 0.20\,\text{mol/L}$$

近似式　$[OH^-] = \sqrt{cK_b}$　より
$$[OH^-] = \sqrt{0.20\,\text{mol/L} \times 2.0 \times 10^{-5}\,\text{mol/L}}$$
$$= 2.0 \times 10^{-3}\,\text{mol/L}$$
$$[H^+] = \frac{K_w}{[OH^-]} = \frac{1.0 \times 10^{-14}\,\text{mol}^2/\text{L}^2}{2.0 \times 10^{-3}\,\text{mol/L}}$$
$$= \frac{10^{-11}}{2}\,\text{mol/L}$$
$$pH = -\log_{10}\frac{10^{-11}}{2} = 11 + \log_{10}2.0 = 11.30$$

平成30年度

問　題　と　解　答

英 語

問題 　　　　　　30年度

問１～問５０の解答を，指定された解答欄にマークせよ。

【 　１　 】次の英文を読んで，問１～問２２に答えよ。番号①～⑨はパラグラフを示す。
（４４点）

① By 2040, according to a national research center, Japan's population will drop from the current 127 million to about 107 million. Further, by 2060, that population is ⬚estimated⬚ to be about 87 million.

② What this means to the country is that the average age will be higher everywhere. In 2040, more than 30% of the population in every prefecture will be age 65 or older. Hokkaido, most of Tohoku and the prefectures along the Sea of Japan, Shikoku, and most of Kyushu will lose more than 20% of their population, （　ア　）2010. These figures （　イ　）（　　　）, but （　　　）（　ウ　）（　　　）（　エ　）?

③ One impact will be an ever-increasing need for social services, especially medical and nursing care services.　This will cost more money, but ⬚as⬚ the population decreases, total tax revenues will decline.　It will become important to increase the workforce, which will then pay taxes, which will in turn pay for the social services. This is one reason why it is important to get women and foreign workers into the workforce as early as possible.

④ Another impact will be a shift in infrastructure needs.　There will be （　オ　） need for elementary schools and （　カ　） need for facilities for the elderly.　The elderly will have to be *relocated closer to more centralized facilities where （　　　）（　キ　）（　　　）（　ク　）（　　　）（　ケ　）.
（*注　relocate：新しい場所に移す）

⑤ There will be a decrease in the number of vehicles on the roads and road maintenance will decline.　Tunnels and bridges may be closed due to lack of traffic and funding.　Public transportation in the urban areas will have to be maintained （　　　）（　コ　）（　　　）（　サ　）（　　　）（　シ　）.

⑥ What can Japan do to prevent *depopulation of the entire country?　At the turn of the 21st century, a report from the United Nations made an interesting suggestion. To maintain the current working population, it said, <u>Japan would need to accept some 600,000 immigrants per year until 2050</u>.　Whether Japan has the political will to admit that many workers from abroad is doubtful.

　(*注　depopulation：人口減少)

⑦ It is not just the attractions of city life that cause young Japanese to leave the country's rural areas.　There are simply fewer and fewer jobs in the countryside. So the young people leave and the older people, who want to stay in the communities where they grew up, are left to *fend for themselves.

　(*注　fend for themselves：自力でやっていく)

⑧ As people leave the countryside, a lot of things change.　Public bus and train transportation is too expensive to maintain.　So, most traffic in the countryside consists of private cars and trucks.　Local people drive to a nearby supermarket to *stock up on necessary items.　As the population grows older, however, <u>more elderly (　　)(ス)(　　)(セ)(　　)(ソ)</u>.　They may be able to grow some of their own vegetables, but for other food and other daily necessities, they depend on "traveling markets."　These small trucks are mini-supermarkets on wheels. They carry an *assortment of eggs, milk, fruit, tofu, miso and other goods.　They travel from village to village on a regular schedule, announcing their arrival with a small loudspeaker.　Those *within earshot come to make their ⟨purchases⟩ and exchange a bit of conversation before the truck moves on to the next regular stop.

　(*注　stock up on...：～を仕入れる　　assortment：各種取りそろえたもの
within earshot：呼べば聞こえる所に)

⑨ If local schools close due to declining numbers of children and the local post office closes due to cost cutting, there is no community center to take its place.　Small shops pull down their shutters permanently.　Doctors either retire or move to larger centers of population.　(タ), regularly checking up on the health of the elderly is difficult.　The one daily link with the outside world is local delivery services.　In some areas, these services are experimenting with ways to check daily on elderly people living alone.　If someone needs medical attention, the delivery person calls for assistance.

問1： 第①パラグラフ中の [estimated] の意味として最も適切なものを次から選べ。

　　1.　gradually accumulated
　　2.　roughly calculated
　　3.　slowly decreased
　　4.　certainly expected

マーク式解答欄　　1

問2： 第②パラグラフ中の（　ア　）に入れるべき最も適切な語句を次から選べ。

　　1.　according to
　　2.　compared with
　　3.　in accordance with
　　4.　owing to

マーク式解答欄　　2

問3～問5：第②パラグラフ中の下線部 <u>These figures （　イ　）（　　　）, but
（　　　）（　ウ　）（　　　）（　エ　）?</u> が次の日本文に相当する英文になるように，それぞ
れの（　　　）内に最も適切な語（句）を下から選んで入れるとき，（　イ　）～（　エ　）
に入れるべき語（句）を次から選べ。各語（句）は1回ずつ使用のこと。ただし，選択
肢の中には使用しない語（句）が含まれている。

「これらの数字は悩ましく聞こえるが，正確には何を意味しているのだろうか。」

　　1. do　　　　　2. exactly mean　　3. hear　　　4. sound　　　5. they
　　6. troubling　　7. what

　　問3：（　イ　）に入れるべき語（句）はどれか。　　マーク式解答欄　　3
　　問4：（　ウ　）に入れるべき語（句）はどれか。　　マーク式解答欄　　4
　　問5：（　エ　）に入れるべき語（句）はどれか。　　マーク式解答欄　　5

問6：第③パラグラフ中の as に最も近い意味で使用されている as を含む英文は
どれか。

　　1. As you know, everything costs money.
　　2. As we went up the mountain, the air grew colder.
　　3. It came out the same way as it did before.
　　4. Young as he was, he was able.

　　　　　　　　　　　　　　　　　　　　　　　マーク式解答欄　　6

問7：第④パラグラフ中の（　オ　）に入れるべき最も適切な語を選べ。

　　1. decreased　　　　2. increased

　　　　　　　　　　　　　　　　　　　　　　　マーク式解答欄　　7

問8： 第④パラグラフ中の（ カ ）に入れるべき最も適切な語を選べ。

1. decreased　　2. increased

マーク式解答欄　8

問9～問11：第④パラグラフ中の下線部（　　）（ キ ）（　　）（ ク ）（　　）（ ケ ）が次の日本文に相当する英文になるように，それぞれの（　　）内に最も適切な語を下から選んで入れるとき，（ キ ）～（ ケ ）に入れるべき語を次から選べ。各語は1回ずつ使用のこと。ただし，選択肢の中には使用しない語が含まれている。

「彼らが介護を受けることができる」

1. be　　　　2. can　　　3. care　　　4. of　　　5. receive
6. taken　　　7. they

問9：　（ キ ）に入れるべき語はどれか。　マーク式解答欄　9
問10：（ ク ）に入れるべき語はどれか。　マーク式解答欄　10
問11：（ ケ ）に入れるべき語はどれか。　マーク式解答欄　11

問12～問14：第⑤パラグラフ中の下線部（　　）（ コ ）（　　）（ サ ）（　　）（ シ ）が文脈にあった文法的に正しい英文になるように，それぞれの（　　）内に最も適切な語を下から選んで入れるとき，（ コ ）～（ シ ）に入れるべき語を次から選べ。各語は1回ずつ使用のこと。

1. fewer　2. ride　3. passengers　4. paying　5. to　6. with

問12：（ コ ）に入れるべき語はどれか。　マーク式解答欄　12
問13：（ サ ）に入れるべき語はどれか。　マーク式解答欄　13
問14：（ シ ）に入れるべき語はどれか。　マーク式解答欄　14

問１５：第⑥パラグラフ中の下線部 <u>Japan would need to accept some 600,000 immigrants per year until 2050</u> が具体的に意味する最も適切な内容はどれか。

　　1.　Japan would need to accept some 600,000 immigrants a year for about 10 years.

　　2.　Japan would need to accept some 600,000 immigrants a year for about 50 years.

　　3.　Japan would need to accept some 600,000 immigrants a year for about 100 years.

マーク式解答欄　１５

問１６～問１８：第⑧パラグラフ中の下線部 more elderly (　　　)(　ス　)(　　　)(　セ　)(　　　)(　ソ　) が文脈にあった文法的に正しい英文になるように，それぞれの (　　　) 内に最も適切な語（句）を下から選んで入れるとき，(　ス　)～(　ソ　) に入れるべき語（句）を次から選べ。各語（句）は１回ずつ使用のこと。

　　1. able　　　2. are no　　　3. drive　　　4. longer　　　5. people　　　6. to

　　問１６：(　ス　) に入れるべき語（句）はどれか。　　マーク式解答欄　１６
　　問１７：(　セ　) に入れるべき語（句）はどれか。　　マーク式解答欄　１７
　　問１８：(　ソ　) に入れるべき語（句）はどれか。　　マーク式解答欄　１８

問１９：第⑧パラグラフ中の purchases の下線部の発音と同じ発音の母音（下線で示す）を持つ語はどれか。

　　1. ch<u>a</u>mpion　　　2. ch<u>a</u>rt　　　3. ch<u>a</u>se　　　4. teach<u>e</u>r

マーク式解答欄　１９

問２０：第⑦，第⑧パラグラフの内容と一致している最も適切な文の組み合わせを次から選べ。

ア．地方では，買い物の手段は小型トラックなどでの移動販売のみである。
イ．地方では，バスや電車などの公共交通機関は運賃が高すぎて利用できない。
ウ．地方では，バスや電車などの公共交通機関は経費がかかり過ぎて維持できない。
エ．地方の高齢者は自分が栽培した野菜を移動販売で売って生活している。
オ．地方の村々を回る移動販売車の巡回は不定期である。
カ．若者が地方を去る理由は都会生活の魅力だけではない。

1. ア･イ　　2. ア･エ･カ　　3. イ･ウ　　4. イ･オ･カ　　5. ウ･カ　　6. ウ･エ･オ

マーク式解答欄　２０

問２１：第⑨パラグラフ中の（　タ　）に入れるべき最も適切な語（句）を次から選べ。

1. As a result
2. However
3. In contrast
4. On the other hand

マーク式解答欄　２１

問２２：第⑨パラグラフの内容と一致していない文を次から選べ。

1. Local schools are functioning as community centers in the countryside.
2. Small shops in the countryside may be closed if the population declines.
3. If people leave the countryside, doctors may also leave there.
4. All the local delivery services are checking daily on elderly people living alone as regular business.

マーク式解答欄　２２

（出典：ジェームス・M・バーダマン　『日本の論点』）

【 2 】次の英文は 2012 年に書かれた新聞記事である。これを読んで，**問２３～問４４**に答えよ。番号①～⑧はパラグラフを示す。　　　　　　　（４４点）

① As the world struggles with a growing *obesity epidemic, Slow Food *gurus from the United States and Australia urged international campaigners gathered in Italy to join a revolution in the way children eat.
（*注　obesity epidemic：肥満の流行　　gurus：権威者）

② "Australia has exactly the same (　　A　　) as almost any other developed country: a very large obesity rate.　Something must be done, globally," Melbourne chef Stephanie Alexander said at the world's largest *food fair in *Turin. Alexander, who worked as a top chef for forty years before setting up the *not-for-profit Kitchen Garden Foundation in 2004 to tackle poor eating habits, (　　B　　) to talk to activists from India, Africa and Brazil about her project.
（*注　food fair：食品見本市　　Turin：トリノ　　not-for-profit：非営利的な）

③ While the United States, Mexico, New Zealand and Australia are the four most *obese countries in the world, (　　C　　) numbers of people are being affected across the globe, from South Africa to India, China, Russia and Saudi Arabia. "It's all about education, (　　D　　) children the difference between good and bad food," said Alexander, who owes her passion for Slow Food to her mother and gardener grandfather, who made eating fresh home-grown vegetables a pleasure.
（*注　obese：肥満の）

④ Her program, currently active in 265 schools, gets children aged 8 to 11 involved in growing seasonal food in school *allotments, then (　　E　　) it in special training kitchens and (　　F　　) it with their classmates at lunchtime.　It has been such a hit that the Australian government, keen to find ways to tackle obesity, has invested $25 million in the project, which influences about 30,000 children — a number set soon to double.　"Within a very short time (　　　G　　　).　They are very proud of what they've achieved and we have empty plates and a great deal of enthusiasm," she said.　Among others, her project has inspired *celebrity chef Jamie Oliver in Britain, where over a third of children aged 11 are considered overweight or obese, "though he's *creeping very slowly at the moment, with just two schools."

　(*注　allotments：(市民) 菜園　　celebrity：有名人　　creep：活動する)

⑤ Alexander was in Turin with U.S. chef Alice Waters, founder of Berkeley's *famed Chez Panisse restaurant and vice president of the Slow Food movement, which was founded in Italy in 1986 to combat the rise of fast food and (　H　) eating. Waters is best known as the woman who inspired U.S. first lady Michelle Obama (　I　) a kitchen garden at the White House but has also dedicated much of her time to the *Edible Schoolyard project, which she founded in California in 1995.

　(*注　famed：名高い　　edible：食べられる)

⑥ "I'm terribly worried about the *indoctrination of fast food around the world and the culture that comes with it.　Slow food values need to be taught in all schools around the globe," Waters said in the fair's *bustling food hall.　"We've been working in California to try to gather the best practices, and map the movement across the country and ultimately around the world," she said.

　(*注　indoctrination：とりつかれること　　bustling：活気に満ちた)

⑦ One of the projects inspired by Waters is the Edible Sac High garden and kitchen in a school in Sacramento, which is particularly interesting because "in high school (　　J　　)."　"I've imagined having the kids run the whole cafeteria themselves, cooking all the meals for their classmates: They learn the budgets, they do the *outreach, they find the farmers, they cook the food together," she said. "One thing we know that when kids cook food and grow it, they all want to eat it. It's questionable whether they will want to eat it if (　　K　　), but it really works with a *hands-on approach," she added.

　(*注　outreach：外部社会への対応　　hands-on：参加型の)

⑧ For Waters, the Turin gathering was an invaluable chance to spread the word about fresh food — and draw inspiration from Italian culture.　"The Italians have a very deep-seated food culture. Many, many people have backyard gardens, which are very important. They know about *seasonality and have the idea of eating together as a family," she said. "This fair not only *reaffirms those ideas but it is also a way to spread the good news and in the face of obesity that's what we need: hopeful, good news."

(*注　seasonality：季節感　　reaffirm：再確認する)

問23：第②パラグラフ中の（　　A　　）に入れるべき最も適切な語を次から選べ。

   1. business   2. education   3. goal   4. problem

                   マーク式解答欄　23

問24：第②パラグラフ中の（　　B　　）に入れるべき最も適切な語（句）を次から選べ。

   1. came   2. is coming   3. comes   4. have come

                   マーク式解答欄　24

問25～問28：第③, 第④パラグラフ中の（　　C　　）～（　　F　　）に入れるべき最も適切な語を次から選べ。各語は1回ずつ使用せよ。

   1. growing   2. preparing   3. sharing   4. teaching

問25：（　　C　　）に入れるべき語はどれか。	マーク式解答欄　25
問26：（　　D　　）に入れるべき語はどれか。	マーク式解答欄　26
問27：（　　E　　）に入れるべき語はどれか。	マーク式解答欄　27
問28：（　　F　　）に入れるべき語はどれか。	マーク式解答欄　28

問２９：第③パラグラフ中の下線部 <u>who made eating fresh home-grown vegetables a pleasure</u> と同一の文型に属する英文を次から１つ選べ。

    1. All the morning papers feature the report on the earthquake.
    2. Missing the last bus meant having to take a taxi.
    3. The Indian method of exercise gave me good health.
    4. The parents named their second son Stuart.

マーク式解答欄　２９

問３０～問３３：第④パラグラフ中の（＿＿＿＿＿＿ G ＿＿＿＿＿＿）が次の日本文に相当する英文になるように，最も適切な語（句）を下から選んで文中のすべての（　　　）を埋めるとき，（　G-1　）～（　G-4　）に入れるべき語（句）はどれか。各語（句）は１回ずつ使用せよ。

「幅広く新鮮な食物を食べる習慣を持たない人々が，新しい体験へと開かれていくのだ。」

those（　　　）（　G-1　）（　　　）（　G-2　）the habit（　　　）（　G-3　）a wide （　　　）of（　G-4　）open up to（　　　）

1. are	2. eating	3. fresh food	4. in
5. new experiences	6. not	7. of	8. range	9. who

    問３０：（　G-1　）に入れるべき語（句）はどれか。　マーク式解答欄　３０
    問３１：（　G-2　）に入れるべき語（句）はどれか。　マーク式解答欄　３１
    問３２：（　G-3　）に入れるべき語（句）はどれか。　マーク式解答欄　３２
    問３３：（　G-4　）に入れるべき語（句）はどれか。　マーク式解答欄　３３

問34：第⑤パラグラフ中の（　　H　　）に入れるべき最も適切な語を次から選べ。

1. unexpected　　2. unfair　　3. unhealthy　　4. unnecessary

マーク式解答欄 ３４

問35：第⑤パラグラフ中の（　　I　　）に入れるべき最も適切な語（句）を次から選べ。

1. to open　　2. opening　　3. opened　　4. open

マーク式解答欄 ３５

問36：第⑥パラグラフ中の ultimately の同義語として最も適切な語を次から選べ。

1. dramatically　　2. finally　　3. immediately　　4. mentally

マーク式解答欄 ３６

問37〜問39：第⑦パラグラフ中の（　　　　J　　　　）が次の日本文に相当する英文になるように最も適切な語を下から選んで文中のすべての（　　　）を埋めるとき，（　J-1　）〜（　J-3　）に入れるべき語はどれか。各語は１回ずつ使用せよ。

「高校生たちにおいしい食物に興味を持たせることはなおさら難しい。」

it is much（　　　）（　J-1　）（　　　）（　J-2　）（　　　）（　J-3　）（　　　）
（　　　）food

| 1. difficult | 2. get | 3. good | 4. in |
| 5. interested | 6. kids | 7. more | 8. to |

問37：（　J-1　）に入れるべき語はどれか。　　マーク式解答欄 ３７
問38：（　J-2　）に入れるべき語はどれか。　　マーク式解答欄 ３８
問39：（　J-3　）に入れるべき語はどれか。　　マーク式解答欄 ３９

問４０：第⑦パラグラフ中の　[run]　と同じ意味で使用されている run (ran) を含む英文はどれか。最も適切な英文を次から１つ選べ。

1. He quickly ran his fingers down the name list.
2. I know some cars run on solar power.
3. She tried to run hot water into the bathtub.
4. The government of the country runs this national airline.

マーク式解答欄　４０

問４１：第⑦パラグラフ中の下線部 <u>One thing we know that when kids cook food and grow it, they all want to eat it.</u> のどこかに be 動詞の is を挿入するとすれば，文中のどの場所が最も適切か。次から選べ。

1. <u>know</u> と <u>that</u> の間
2. <u>cook</u> と <u>food</u> の間
3. <u>grow it</u> の後
4. <u>eat</u> と <u>it</u> の間

マーク式解答欄　４１

問４２：第⑦パラグラフ中の　(　　　K　　　) に入れるべき最も適切な表現を次から選べ。

1. they don't participate
2. they study hard
3. they like the cafeteria
4. they don't want to make money

マーク式解答欄　４２

問４３：第⑧パラグラフ中の　[invaluable]　の最も適切な意味を次から選べ。

1. completely worthless
2. extremely useful
3. impossible to understand
4. seeming to be untrue

マーク式解答欄　４３

問４４：次の日本文の中から、英文の内容と一致している文を 3 つ選ぶとき、最も適切な組み合わせを下から選べ。

ア．Alice Waters はアメリカ人シェフで，有名レストラン Chez Panisse をバークレイで創業した。

イ．Stephanie Alexander がスローフードに情熱を抱くきっかけとなったのは，かつて自らが肥満体質だったからだ。

ウ．Stephanie Alexander の活動は，イギリスのシェフ Jamie Oliver に対して刺激を与えている。

エ．アメリカでスローフード推奨運動が活発化したのは，Michelle Obama がホワイトハウス職員に家庭菜園を作るように呼びかけたからである。

オ．Alice Waters はトリノの会合に出席して，イタリアの奥深い食文化に感化されるところがあった。

カ．2004 年にトリノで開かれた食品見本市では，世界中の学校給食で使われる食材が展示された。

キ．南アフリカやサウジアラビアでは，今後ますます子供の教育環境に問題が生じると予想されている。

1.［ ア；　イ；　カ］　　2.［ ア；　ウ；　オ］　　3.［ ア；　ウ；　キ］

4.［ ア；　カ；　キ］　　5.［ イ；　ウ；　オ］　　6.［ イ；　エ；　カ］

7.［ ウ；　エ；　オ］　　8.［ ウ；　カ；　キ］　　9.［ エ；　カ；　キ］

マーク式解答欄　４４

（出典：*The Japan Times Weekly* "Chefs tackle global obesity at Italy fair"）

【 3 】 次の会話文を読んで，**問４５〜問５０**に答えよ。　　　　（１２点）

(Dick is a foreign student at a university in Japan.　He is visiting his friend Taro.)

Dick: Hi, Taro.

Taro: Hi, Dick.　Come in.

Dick: Wow, it's so hot outside!　I need to drink something!

Taro: I have some orange juice in the refrigerator.　(＿＿1＿＿).

Dick: Thanks.　I'll have that.　Gulp!　Gulp!

Taro: You (＿＿2＿＿) drink too much of such cold juice.

Dick: I don't care.　I'm thirsty.　I don't want to *get dehydrated.

Taro: You're right.　It's important to drink enough liquid on such a hot day.
　　　By the way, did you see Tom today?　Do you think he attended the class?

Dick: I don't think so.　If he had, he (＿＿3＿＿) as he always does.

Taro: That's right.

Dick: He (＿＿4＿＿) because he hates to be absent from school.
　　　I'm going to visit him later.

Taro: I hope he's okay.　He said he would be going back to his country to see his
　　　parents during the summer vacation.

Dick: Oh, is he?　That's nice of him.　(＿＿5＿＿) a vacation, do you have any
　　　plans for this summer?

Taro: Well, I'll be busy working part-time this summer.　I have to save money.

Dick: I remember you said you wanted to travel to Germany this Christmas.
　　　Are you still going there?

Taro: I'm still (＿＿6＿＿).　I want to see the Christmas market there.

Dick: How nice!　You may be able to enjoy a white Christmas as well.
　　　Thinking of a white Christmas cools me down.

　(*注　get dehydrated：脱水状態になる)

問45 : 会話文中の（___1___）に入れるべき最も適切な表現を次から選べ。

1. Drink yourself
2. Help yourself
3. Take yourself
4. Open yourself

マーク式解答欄　45

問46 : 会話文中の（___2___）に入れるべき最も適切な表現を次から選べ。

1. don't have better
2. had better
3. had better not
4. had not better

マーク式解答欄　46

問47 : 会話文中の（___3___）に入れるべき最も適切な表現を次から選べ。

1. came to talk to me
2. had come to talk to me
3. would come to talk to me
4. would have come to talk to me

マーク式解答欄　47

問48 : 会話文中の（___4___）に入れるべき最も適切な表現を次から選べ。

1. came to class
2. might be sick in bed
3. might be studying hard
4. might have been working part-time

マーク式解答欄　48

問４９：会話文中の（＿＿5＿＿）に入れるべき最も適切な表現を次から選べ。

1. According to
2. Judging from
3. Speaking of
4. Taking after

マーク式解答欄　４９

問５０：会話文中の（＿＿6＿＿）に入れるべき最も適切な表現を次から選べ。

1. intending to
2. supposing of
3. visiting to
4. wondering about

マーク式解答欄　５０

化　学

問題

30年度

問１〜問２５の解答を，指定された解答欄にマークせよ。

必要があれば，次の数値を用いよ。

原子量：　H = 1.0,　C = 12,　N = 14,　O = 16,　Na = 23,　S = 32,
　　　　　Cl = 35.5,　Ca = 40,　Cu = 64,　Zn = 65

気体定数：8.3×10^3 Pa·L/(K·mol)

ファラデー定数：9.65×10^4 C/mol

セルシウス温度目盛りのゼロ点　0°C：273 K

1 次の問い (問1〜問5) に答えよ。 (23点)

問1 次の単位変換のうち，正しいもののみをすべて含む組み合わせはどれか。

(a) $1.0\ kg = 1.0 \times 10^5\ mg$

(b) $1.0\ dL = 1.0 \times 10^2\ mL$

(c) $1.0\ g/cm^3 = 1.0 \times 10^2\ g/L$

(d) $1.0\ Pa = 1.0\ N/m^2$

(1) [(a)]   (2) [(b)]   (3) [(c)]

(4) [(d)]   (5) [(a), (b)]   (6) [(a), (c)]

(7) [(a), (d)]   (8) [(b), (c)]   (9) [(b), (d)]

(10) [(c), (d)]

問 2　次の記述のうち，正しいもののみをすべて含む組み合わせはどれか。

マーク式解答欄　2

(a) $^{19}_{9}F$ の陽子の数と中性子の数は等しい。

(b) Ne 原子の電子の数は K 殻 2 個，L 殻 8 個である。

(c) Mg^{2+} の電子配置は，Ar 原子と同一の電子配置をもつ。

(d) Li, Na, K などのアルカリ金属の原子は，イオン化エネルギー（第一イオン化エネルギー）が小さい。

(1)　[(a), (b)]　　(2)　[(a), (c)]　　(3)　[(a), (d)]
(4)　[(b), (c)]　　(5)　[(b), (d)]　　(6)　[(c), (d)]
(7)　[(a), (b), (c)]　　(8)　[(a), (b), (d)]　　(9)　[(a), (c), (d)]
(10)　[(b), (c), (d)]

問 3　次の反応が平衡状態にあるとき，【　】内の操作を行うと，平衡が右に移動する反応をすべて含む組み合わせはどれか。

マーク式解答欄　3

(a) CO（気）$+ 2H_2$（気）$= CH_3OH$（気）$+ 105 \, kJ$　　【圧力一定で，冷却する】

(b) $CaCO_3$（固）$\rightleftharpoons CaO$（固）$+ CO_2$（気）【温度一定で，加圧する】

(c) $2SO_2$（気）$+ O_2$（気）$\rightleftharpoons 2SO_3$（気）　【適切な触媒を加える】

(d) N_2（気）$+ 3H_2$（気）$\rightleftharpoons 2NH_3$（気）　【温度，圧力一定で，N_2（気）を加える】

(1)　[(a), (b)]　　(2)　[(a), (c)]　　(3)　[(a), (d)]
(4)　[(b), (c)]　　(5)　[(b), (d)]　　(6)　[(c), (d)]
(7)　[(a), (b), (c)]　　(8)　[(a), (b), (d)]　　(9)　[(a), (c), (d)]
(10)　[(b), (c), (d)]

問4　Al^{3+}，Cu^{2+}，Fe^{3+}，Pb^{2+}，Zn^{2+} のすべてを含む混合溶液について，下図に示すような操作を行い各イオンを分離した。次の記述のうち，正しいもののみをすべて含む組み合わせはどれか。

マーク式解答欄　4

操作1：希塩酸を加える。
操作2：硫化水素を通じる。
操作3：煮沸し希硝酸を加える。冷却後，アンモニア水を過剰に加える。
操作4：水酸化ナトリウム水溶液を過剰に加える。

(a) 沈殿 A は白色であり，沈殿 B は黒色である。
(b) ろ液 C には，$[Cu(NH_3)_4]^{2+}$ が存在する。
(c) 沈殿 D は，緑白色の $Fe(OH)_2$ である。
(d) ろ液 E には，$[Al(OH)_4]^-$ が存在する。

(1)　[(a), (b)]　　　(2)　[(a), (c)]　　　(3)　[(a), (d)]
(4)　[(b), (c)]　　　(5)　[(b), (d)]　　　(6)　[(c), (d)]
(7)　[(a), (b), (c)]　(8)　[(a), (b), (d)]　(9)　[(a), (c), (d)]
(10)　[(b), (c), (d)]

問5　次の反応で発生する気体のうち，無色で下方置換により捕集するもののみをすべて含む組み合わせはどれか。

マーク式解答欄　5

(a) 硫化鉄（**II**）に希硫酸を加える。

(b) 塩化アンモニウムと水酸化カルシウムの混合物を加熱する。

(c) 銅と濃硝酸を反応させる。

(d) ギ酸に濃硫酸を加えて加熱する。

(1)　[(a)]　　　　(2)　[(b)]　　　　(3)　[(c)]
(4)　[(d)]　　　　(5)　[(a), (b)]　　(6)　[(a), (c)]
(7)　[(a), (d)]　　(8)　[(b), (c)]　　(9)　[(b), (d)]
(10)　[(c), (d)]

2　次の問い（**問6～問7**）に答えよ。　　　　　　　　（10点）

問6　次の **(a)** ～ **(d)** に示した **2**種類の化合物とそれらを区別する方法として，適切なもののみをすべて含む組み合わせはどれか。

マーク式解答欄　**6**

〔**2**種類の化合物〕	〔区別する方法〕
(a)　酢酸と酢酸エチル	水に一方のみがよく溶ける
(b)　ギ酸とホルムアルデヒド	アンモニア性硝酸銀水溶液を加えて温めると，一方のみが銀を析出させる
(c)　フェノールと安息香酸	塩化鉄（**III**）水溶液を加えると，一方のみが青～赤紫色を呈する
(d)　ニトロベンゼンとアニリン	希塩酸に一方のみがよく溶ける

(1)　[(a), (b)]　　　(2)　[(a), (c)]　　　(3)　[(a), (d)]
(4)　[(b), (c)]　　　(5)　[(b), (d)]　　　(6)　[(c), (d)]
(7)　[(a), (b), (c)]　(8)　[(a), (b), (d)]　(9)　[(a), (c), (d)]
(10)　[(b), (c), (d)]

問7　下記の化合物 **A〜E** に関する記述のうち，正しいもののみをすべて含む組み合わせはどれか。

A

B

C

D

E

(a) **A** と **B** にそれぞれ適切な触媒を用いて水素を付加させると，同じ化合物が得られる。

(b) **A** と **D** には幾何異性体が存在する。

(c) **C** と **E** にそれぞれ臭素を付加させると，いずれからも不斉炭素原子をもつ化合物が得られる。

(d) **D** のすべての炭素原子は，同一平面上に存在する。

　　(1)　[(a), (b)]　　　　**(2)**　[(a), (c)]　　　　**(3)**　[(a), (d)]
　　(4)　[(b), (c)]　　　　**(5)**　[(b), (d)]　　　　**(6)**　[(c), (d)]
　　(7)　[(a), (b), (c)]　　**(8)**　[(a), (b), (d)]　　**(9)**　[(a), (c), (d)]
　(10)　[(b), (c), (d)]

3　次の記述を読んで，問い（**問8～問10**）に答えよ。　（16点）

　下図のように，中央を素焼き板で仕切り，一方の電極 **A** に亜鉛板，電解質溶液に硫酸亜鉛水溶液を用い，他方の電極 **B** に銅板，電解質溶液に硫酸銅 **(II)** 水溶液を用いて，両方の電極板を導線でつないだ電池がある。ただし，硫酸亜鉛水溶液と硫酸銅 **(II)** 水溶液の濃度は等しいものとする。

問8　次の記述のうち，正しいもののみをすべて含む組み合わせはどれか。

マーク式解答欄　8

(a) 上図はボルタ電池である。
(b) 電極 **A** では水素が発生する。
(c) 上図では，2 種類の電極板のイオン化傾向の大きい方が負極になる。
(d) 電極 **A** をマグネシウム板，電解質溶液を硫酸マグネシウム水溶液に変えると，亜鉛のときよりも起電力は大きくなる。

(1)　[(a), (b)]　　　(2)　[(a), (c)]　　　(3)　[(a), (d)]
(4)　[(b), (c)]　　　(5)　[(b), (d)]　　　(6)　[(c), (d)]
(7)　[(a), (b), (c)]　(8)　[(a), (b), (d)]　(9)　[(a), (c), (d)]
(10)　[(b), (c), (d)]

問9 下記の文章中の [ア] ～ [ウ] にあてはまる語句または数値として正しい組み合わせはどれか。

マーク式解答欄 9

図の電池において，2 時間放電後，亜鉛板の質量が 1.95 g [ア] した。このとき，銅板の質量は [イ] g [ウ] した。ただし，放電に関与する反応以外の化学反応は起こらないものとする。

	[ア]	[イ]	[ウ]
(1)	増加	0.96	増加
(2)	増加	1.92	増加
(3)	増加	0.96	減少
(4)	増加	1.92	減少
(5)	減少	0.96	増加
(6)	減少	1.92	増加
(7)	減少	0.96	減少
(8)	減少	1.92	減少

問10 問9において，放電中の平均の電流値〔A〕として，最も近い値を選べ。

マーク式解答欄 10

(1) 0.25	(2) 0.40	(3) 0.80	(4) 1.6
(5) 3.2	(6) 16	(7) 24	(8) 48

4 次の記述を読んで，問い（**問11〜問15**）に答えよ。（26点）

　食酢中の酢酸の含有量を調べるために以下のような実験を行った。なお，食酢中には酸として酢酸のみが含まれているものとする。

1. 食酢 **10 mL** を［**ア**］で正確にはかりとり，これを **100 mL** の［**イ**］を用いて蒸留水で正確に **10** 倍に希釈した。
2. **1.** で希釈した食酢溶液 **10 mL** を［**ア**］ではかりとり，コニカルビーカーに入れ，そこに指示薬を数滴加えた。
3. **0.10 mol/L** の水酸化ナトリウム水溶液を［**ウ**］に入れて，コニカルビーカー中の食酢水溶液を滴定したところ，中和点までに **8.0 mL** を要した。

問11　文中の［**ア**］〜［**ウ**］に当てはまる語句として正しい組み合わせはどれか。

マーク式解答欄　11

	［ ア ］	［ イ ］	［ ウ ］
(1)	メスシリンダー	ビーカー	ビュレット
(2)	メスシリンダー	ビーカー	ホールピペット
(3)	メスシリンダー	メスフラスコ	ビュレット
(4)	駒込ピペット	メスフラスコ	ホールピペット
(5)	駒込ピペット	ビーカー	ビュレット
(6)	駒込ピペット	ビーカー	ホールピペット
(7)	ホールピペット	メスフラスコ	ビュレット
(8)	ホールピペット	メスフラスコ	ホールピペット
(9)	ホールピペット	ビーカー	ビュレット

問12 文中の下線部で用いる最も適切な指示薬はどれか。

マーク式解答欄 **12**

(1) メチルオレンジ **(2)** ヨウ素ヨウ化カリウム水溶液（ヨウ素溶液）

(3) メチルレッド **(4)** ブロモチモールブルー

(5) デンプン溶液 **(6)** フェノールフタレイン

問13 もとの食酢に含まれる酢酸のモル濃度〔mol/L〕はいくらか。最も近い値を選べ。

マーク式解答欄 **13**

(1) 0.040 **(2)** 0.080 **(3)** 0.16 **(4)** 0.40

(5) 0.80 **(6)** 1.6 **(7)** 4.0 **(8)** 8.0

問14 もとの食酢に含まれる酢酸の質量パーセント濃度〔%〕はいくらか。最も近い値を選べ。ただし，食酢の密度は 1.0 g/cm³ とする。

マーク式解答欄 **14**

(1) 1.6 **(2)** 2.4 **(3)** 4.8 **(4)** 6.0

(5) 8.0 **(6)** 16 **(7)** 24 **(8)** 48

問15　もとの食酢と同濃度の酢酸水溶液の pH はいくらか。最も近い値を選べ。ただし，酢酸の電離定数 K_a は 2.0×10^{-5} mol/L とし，酢酸の電離度は十分に小さいものとする。また，$\log 2 = 0.30$ とする。

マーク式解答欄　15

(1)　2.0　　　(2)　2.4　　　(3)　2.8　　　(4)　3.0
(5)　3.4　　　(6)　3.8　　　(7)　4.0　　　(8)　4.4

5 次の記述を読んで，問い（**問16～問19**）に答えよ。　（19点）

　　下図はダイヤモンドの単位格子（1辺の長さが **a** 〔cm〕）の立方体と，その一部を拡大したものである。単位格子には〇で示した面心立方格子の原子配置をとる原子と，八分割された格子（拡大図）の中心に一つおきに●で示した原子が配置されている。

単位格子

問16　図の単位格子中に含まれる炭素原子は何個か。次の中から選べ。

マーク式解答欄　16

(1)　2	(2)　4	(3)　6	(4)　7
(5)　8	(6)　9	(7)　10	(8)　12

問17 ダイヤモンドの密度〔g/cm^3〕はいくらか。次の中から選べ。ただし，アボガドロ定数を N_A とする。

(1) $\dfrac{N_A a^3}{144}$ (2) $\dfrac{N_A a^3}{96}$ (3) $\dfrac{N_A a^3}{84}$ (4) $\dfrac{N_A a^3}{24}$

(5) $\dfrac{24}{N_A a^3}$ (6) $\dfrac{84}{N_A a^3}$ (7) $\dfrac{96}{N_A a^3}$ (8) $\dfrac{144}{N_A a^3}$

問18 八分割された格子の対角線での切断面は，下図のように表される。炭素原子の直径〔cm〕はいくらか。次の中から選べ。

(1) $\dfrac{\sqrt{2}}{4}a$ (2) $\dfrac{1}{3}a$ (3) $\dfrac{\sqrt{3}}{4}a$ (4) $\dfrac{1}{2}a$

(5) $\dfrac{\sqrt{3}}{3}a$ (6) $\dfrac{\sqrt{2}}{2}a$ (7) $\dfrac{\sqrt{3}}{2}a$ (8) a

問19 次の記述のうち，正しいもののみをすべて含む組み合わせはどれか。

(a) ダイヤモンドでは，炭素原子間は共有結合でつながっている。
(b) ダイヤモンドは電気伝導性をもつ。
(c) ダイヤモンドと黒鉛は互いに同素体である。
(d) ダイヤモンドの燃焼熱と黒鉛の燃焼熱は等しい。

(1) [(a), (b)]   (2) [(a), (c)]   (3) [(a), (d)]
(4) [(b), (c)]   (5) [(b), (d)]   (6) [(c), (d)]
(7) [(a), (b), (c)]   (8) [(a), (b), (d)]   (9) [(a), (c), (d)]
(10) [(b), (c), (d)]

6 次の記述を読んで，問い（**問20～問25**）に答えよ。 （31点）

1. 分子式 $C_xH_yO_4$ で表される化合物 **A** の元素分析の結果，質量百分率は **C 58.0%，H 7.6%，O 34.4%** であった。

2. **1mol** の化合物 **A** に過剰の水酸化ナトリウム水溶液を加えて加水分解した後，希塩酸で酸性にすると，酸性化合物 **B** と中性化合物 **C** および **D** の 3 種の化合物がそれぞれ **1 mol** ずつ生成した。

3. 化合物 **B** には幾何異性体が存在する。その **B** を約 160 ℃ に加熱すると，分子内で脱水反応が起こり，化合物 **E** が生成した。

4. 化合物 **C** および **D** は，いずれも常温では液体であり，ナトリウムと反応して<u>気体</u>を発生させた。化合物 **D** はヨードホルム反応が陽性であったが，**C** は陰性であった。

5. 化合物 **C** 0.45 g を加熱して，**127℃** ですべて気体にしたところ，**500 mL** の体積をしめ，**5.0 × 10⁴ Pa** を示した。

問20 化合物 **A** の分子式 $C_xH_yO_4$ として正しいものを選べ。

マーク式解答欄 　20

(1) $C_4H_4O_4$ 　　　(2) $C_5H_6O_4$ 　　　(3) $C_6H_8O_4$
(4) $C_7H_{10}O_4$ 　　(5) $C_8H_{12}O_4$ 　　(6) $C_9H_{14}O_4$
(7) $C_{10}H_{16}O_4$ 　(8) $C_{12}H_{18}O_4$

問21 化合物 **C** の分子量として，最も近い値を選べ。

マーク式解答欄 　21

(1) 32 　　　(2) 46 　　　(3) 60 　　　(4) 74
(5) 88 　　　(6) 102 　　(7) 116 　　(8) 120

問22　化合物 **C** および **D** がナトリウムと反応して発生した<u>気体</u>として正しいものはどれか。

マーク式解答欄　**22**

(1) 水素　　　　(2) 酸素　　　(3) 一酸化炭素　　(4) 二酸化炭素
(5) メタン

問23　化合物 **C** として正しいものはどれか。

マーク式解答欄　**23**

(1)　メタノール　　　(2)　エタノール　　　(3)　1-プロパノール
(4)　2-プロパノール　(5)　ジメチルエーテル　(6)　エチルメチルエーテル
(7)　1-ブタノール　　(8)　2-ブタノール

問24　化合物 **A～E** に関する次の記述のうち，正しいもののみをすべて含む組み合わせはどれか。

マーク式解答欄　**24**

(a) 化合物 **A** にはエーテル構造が含まれる。
(b) 化合物 **B** はシュウ酸である。
(c) 化合物 **C** および **D** はいずれも水によく溶ける。
(d) 化合物 **E** は酸無水物とよばれる酸性化合物である。

(1)　[(a)]　　　　　(2)　[(b)]　　　　　(3)　[(c)]
(4)　[(d)]　　　　　(5)　[(a), (b)]　　　(6)　[(a), (c)]
(7)　[(a), (d)]　　　(8)　[(b), (c)]　　　(9)　[(b), (d)]
(10)　[(c), (d)]

問25 化合物 **C** を酸化して得られるカルボン酸と化合物 **D** を用いてエステル **F** を合成した。**F** の構造として正しいものはどれか。

$$\boxed{ア} - \overset{\overset{\textstyle O}{\|}}{C} - O - \boxed{イ}$$

F

	ア	イ
(1)	CH_3	CH_3
(2)	CH_3	CH_2CH_3
(3)	CH_3	$CH_2CH_2CH_3$
(4)	CH_3CH_2	CH_3
(5)	CH_3CH_2	CH_2CH_3
(6)	CH_3CH_2	$CH_2CH_2CH_3$
(7)	$CH_3CH_2CH_2$	CH_3
(8)	$CH_3CH_2CH_2$	CH_2CH_3
(9)	$CH_3CH_2CH_2$	$CH_2CH_2CH_3$

英　語

解答

30年度

❶

〔解答〕

問1　2	問2　2	問3　4	問4　1
問5　2	問6　2	問7　1	問8　2
問9　2	問10　6	問11　4	問12　1
問13　4	問14　2	問15　2	問16　2
問17　1	問18　3	問19　4	問20　5
問21　1	問22　4		

〔出題者が求めたポイント〕

問1　estimated「推定される」。gradually accumulated「徐々に蓄積される」。roughly calculated「おおよそ計算される」。slowly decreased「ゆっくりと減らされた」。certainly expected「確かに予想される」。

問2　according to ～「～によれば」。compared with ～「～に比べて」。in accordance with ～「～に従って」。owing to ～「～のせいで」。

問3～問5　正解の英文　These figures (sound troubling, but what do they exactly mean)?

問6　選択肢訳
1.　ご存知のように、すべてのことには金がかかる。
2.　我々が山を登るにつれて、空気は冷たくなった。
3.　それは以前と同じ結果になった。
4.　彼は若いが有能だ。

問7　小学校の需要は減るので、decreased の1が正解。

問8　高齢者向け施設の需要は増えるので、increased の2が正解。

問9～問11　正解の英文　they can be taken care of

問12～問14　正解の英文　with fewer passengers paying to ride

問15　「2050年まで」は、「約50年間」の2が一番近い。

問16～問18　正解の英文　more elderly (people are no longer able to drive)

問19　purchases の発音は [ə]。champion は [æ]。chart は [ɑː]。chase は [ei]。teacher は [ə]。

問20　ウ → 第8段落第2文に一致　　カ → 第7段落第1文に一致

問21　選択肢訳
1.　結果として
2.　しかし
3.　対照的に
4.　一方

問22　選択肢訳
1.　地元の学校は田舎のコミュニティセンターの役目を果たしている。
2.　田舎の小さな店は人口が減ると閉店するかも知れない。
3.　人々が田舎を去ると、医者もそこを去るかも知れない。

4.　すべての地元配達サービスは、定期的仕事として一人暮らしの高齢者の日常チェックをしている。

〔全訳〕

　ナショナル・リサーチ・センターによれば、2040年までに、日本の人口は現在の1億2,700万人から約1億700万人に減少する。さらに、2060年までに、その人口は約8700万人になると推定されている。

　これは、日本の平均年齢が他のどこよりも高くなることを意味する。2040年には、各県の人口の30％以上が65歳以上になるだろう。北海道、東北地方の大部分、日本海沿岸の県、四国、そして九州のほとんどにおいて、2010年に比べて人口の20％以上が失われる。これらの数字は悩ましく聞こえるが、正確には何を意味しているのだろうか。

　ひとつの影響は、社会サービス、特に医療および介護サービスの需要がますます高まることだ。これはより多くの費用を要するが、人口が減少するにつれて、総税収は減少する。労働力を増やすことが重要になる。それが税金を払い、そしてそれが社会サービスを賄うからだ。これが、できるだけ早期に女性や外国人労働者を雇うことが重要である理由のひとつだ。

　今ひとつの影響は、インフラニーズの変化だ。小学校の需要が減り、高齢者施設の需要が高まる。高齢者は、介護を受けることができる、より集中化した施設のそばに移される必要がある。

　路上の車両台数が減少し、道路整備が減る。トンネルと橋は、交通量と資金の不足のため閉鎖される可能性がある。都市部の公共交通機関は、乗車客の数が減っても、維持されねばならないだろう。

　日本全体の過疎化を防ぐために、日本は何をすることができるのか？　21世紀への変わり目に、国連の報告書が興味深い提案をした。それによれば、現在の労働人口を維持するには、日本は2050年まで年間約60万人の移民を受け入れる必要があると述べている。日本が、これほど多くの海外労働者を認める政治的意思を持っているかどうかは疑わしい。

　若い日本人が農村を離れるのは、都市生活の魅力だけではない。単に、田舎には仕事がどんどん少なくなっているのだ。それで、若者は去り、自分が育った地域社会にとどまりたい高齢者は、自力でやっていくしかない。

　人々が田舎を去ると、多くのことが変わる。バスや電車の公共交通機関は経費がかかり過ぎて維持できない。だから、田舎の交通のほとんどは、自家用車とトラックで構成されている。地元の人々は近くのスーパーマーケットに車で行き、必要なものを仕入れる。しかし、人口が高齢化するにつれて、もはや運転できない高齢者が増える。彼らは自分の野菜をいくらか栽培できるかも知れないが、他の食料や日用品は、「移動市場」に頼る。これらの小型トラックは車輪付きのミニスーパーマーケットだ。卵、ミルク、フルーツ、豆腐、味噌などの品揃え

がある。定期的に村から村へ移動し、小さな拡声器で到着を知らせる。呼べば聞こえる所にいる人々がやって来て、トラックが次の定期停車所に移動する前に、買い物をし、ちょっとした会話をする。

子供の数の減少のために地元の学校が閉鎖され、コスト削減のために地元の郵便局が閉鎖されても、その代わりをするコミュニティセンターはない。小さなお店はシャッターを永久に下ろす。医師は引退するか、人口がより集中する場所に移動する。結果として、高齢者の定期健診が困難になる。外の世界との日常のつながりのひとつは、地元の配達サービスだ。一部の地域では、これらのサービスが、一人暮らしの高齢者を日常チェックする方法を試験している。医療を必要とする人がいると、配達人が援助を求めるのだ。

2

〔解答〕

問 23　4	問 24　1	問 25　1	問 26　4
問 27　2	問 28　3	問 29　4	問 30　1
問 31　4	問 32　2	問 33　3	問 34　3
問 35　1	問 36　2	問 37　1	問 38　2
問 39　5	問 40　4	問 41　1	問 42　1
問 43　2	問 44　2		

〔出題者が求めたポイント〕

問 23　「肥満」は「問題」なので、problem の 4 が正解。

問 24　「食品見本市にやって来た」ので came の 1 が正解。

問 25 ～問 28　growing「育てる」。preparing「調理する」。sharing「共有する」。teaching「教える」。

問 29　下線部は第 5 文型 SVOC なので、4 が正解。1と 2 は第 3 文型。3 は第 4 文型。

問 30 ～問 33　正解の英文　those (who are not in) the habit (of eating) a wide (range) of (fresh food) open up to (new experiences)

問 34　eating「食べ物」を修飾する単語なので、unhealthy「不健康な」の 3 が正解。

問 35　inspire + O + to V で「～に…する気を起こさせる」という意味なので、to open の 1 が正解。

問 36　ultimately「究極的に」。dramatically「劇的に」。finally「最終的に」。immediately「すぐに」。mentally「精神的に」。

問 37 ～問 39　正解の英文　it is much (more difficult to get kids interested in good) food

問 40　本文の run は「～を運営する、経営する」という意味の他動詞なので、4 が正解。

問 41　One thing we know is that ～で「我々が知るひとつのことは～」。thing と we の間に関係代名詞が省略されている。

問 42　「（食べ物作りに）参加しない」という意味なので、they don't participate の 1 が正解。

問 43　invaluable「非常に価値ある」。completely worthless「全く無価値な」。extremely useful「きわ

めて有用な」。seeming to be untrue「真実でないように見える」。

問 44　ア → 第 5 段落第 1 文に一致　　ウ → 第 4 段落第 5 文に一致　　オ → 第 8 段落第 1 文に一致

〔全訳〕

世界が拡大する肥満の流行に苦しむ中、米国とオーストラリアのスローフードの権威者が、イタリアに集まった国際運動家たちに、子供の食生活革命に参加するよう促した。

「オーストラリアは、他の先進国と全く同じ問題を抱えている。それは非常な肥満率だ。地球全体で何らかの取り組みが必要だ」と、メルボルンのシェフ Stephanie Alexander は、トリノで開催された世界最大の食品見本市で語った。貧しい食習慣に取り組むために、2004 年に非営利のキッチンガーデン財団を設立する前、40 年にわたってトップシェフとして働いていた Alexander は、自分のプロジェクトについてインド、アフリカ、ブラジルの活動家に語りかけるためにやって来たのだ。

米国、メキシコ、ニュージーランド、オーストラリアは世界の 4 大肥満国だが、南アフリカからインド、中国、ロシア、サウジアラビアに至るまで、世界中で肥満に冒された人々が増えている。「これは全て、良い食べ物と悪い食べ物の違いを子供に教える、教育の問題だ」と Alexander は語った。彼女は、スローフードに対する自分自身の情熱は、新鮮な自家製野菜を食べる喜びを教えてくれた、母と祖父母のおかげだとしている。

現在 265 校で稼働中の彼女のプログラムでは、8 歳から 11 歳までの子供たちが、季節の食糧を学校菜園で育て、特別な訓練用のキッチンで調理し、昼食時にクラスメートと共有している。これがとても成功したので、肥満に取り組む方途を探し求めるオーストラリア政府は、このプロジェクトに 2,500 万ドルを投資した。そして約 3 万人の子供 ― まもなくこの数字は 2 倍になる ― に影響を与えている。「非常に短時間のうちに、幅広く新鮮な食物を食べる習慣を持たない人々が、新しい経験へと開かれていくのだ。彼らは自分が達成したことを非常に誇りに思っている。そして、我々は空の皿と大きな情熱を持っている」と彼女は語った。なかでも彼女のプロジェクトは、英国の有名シェフの Jamie Oliver を刺激した。英国では 11 歳の子供の 3 分の 1 以上が体重過剰か肥満だと見なされる。「彼の活動は現時点では、たった 2 校で、とてもゆっくりしたものだけどね」。

Alexander はトリノにおいて、バークレーの有名な Chez Panisse レストランの創設者で、1986 年にイタリアでファーストフードや不健康な食べ物の撲滅に向けて設立されたスローフード運動の副理事長でもある米国のシェフ、Alice Waters と一緒にいた。Waters は、アメリカのファーストレディ、ミシェル・オバマを鼓舞し、ホワイトハウスにキッチンガーデンを開かせた女性として最もよく知られる。また彼女は、1995 年にカリフォルニアで設立した Edible Schoolyard プロジェクトにも多くの時間を費やしている。

「私は、世界中のファーストフードと、それに付随す

る文化による洗脳を心配している。世界中のすべての学校で、スローフードの価値を教える必要がある」と、Waters はフェアの活気に満ちた食堂で語った。「我々は、成功事例を収集し、その活動を全国で、そして最終的には世界中で計画するために、カリフォルニアで仕事をしている」と Waters は言った。

　Waters の刺激を受けたプロジェクトのひとつは、サクラメントの学校の食用サック・ハイ・ガーデンとキッチンだ。これが特に興味深いのは、「高校では、子供たちにおいしい食物に興味を持たせることはなおさら難しい」からだ。「私が想像したのは、子供たち自身にカフェテリア全体の運営をさせ、同級生のためにすべての食事を調理することだ。彼らは予算を学び、外部社会への対応を行い、農家の人を見つけ、一緒に食べ物を調理する」と、彼女は語った。「我々が知るひとつのことは、子供が食べ物を作り育てるとき、彼らはみな、それを食べたがるということだ。参加しない場合に、彼らが食べたいと思うかどうかは分からないが、参加型の場合には本当にうまくいく」と彼女は付け加えだ。

　Waters にとって、トリノの集まりは、新鮮な食べ物について語り、イタリアの文化から感化を受ける非常に価値ある機会だった。「イタリア人は極めて深い食文化を持っている。非常に多くの人がとても大切な裏庭を持っている。彼らは季節感を知っており、家族で一緒に食べるという考えを持っている」と彼女は語った。「今回の見本市は、こうした考えを再確認するだけでなく、良い知らせを広めるひとつの手段でもある。そして、それ ― 希望に満ちた良い知らせ ― こそ肥満に直面して、我々が必要としているものなのだ」。

3

〔解答〕

問 45　2　　　問 46　3　　　問 47　4　　　問 48　2
問 49　3　　　問 50　1

〔出題者が求めたポイント〕

問 45　Help yourself. で「ご自由にお取りください」の意味になる。

問 46　had better V の否定は、had better not V となる。

問 47　仮定法過去完了の帰結節なので、would have come ～となる。

問 48　「病気で寝ているかも知れない」という意味なので、might be sick in bed が正解。

問 49　According to ～「～によれば」。Judging from ～「～から判断すると」。Speaking of ～「～と言えば」。Taking after → こういう文頭副詞表現はない。

問 50　I'm still intending to (go there). の意味で 1 が正解。

〔全訳〕

（ディックは日本の大学の海外留学生だ。彼は友人の太郎を訪問している。）

ディック：ハイ、太郎。

太郎　　：ハイ、ディック。入りなよ。

ディック：ワオ、外はすごく暑いよ！　何か飲みたいよ！

太郎　　：冷蔵庫にオレンジジュースがあるよ。ご自由にどうぞ。

ディック：ありがとう。もらうよ。がぶがぶ！

太郎　　：そんな冷たいジュース、飲みすぎない方がいいよ。

ディック：気にしないよ。のどが渇いているんだから。脱水状態になりたくないよ。

太郎　　：そうだね。こんなに暑い日には、十分水分を摂ることが大切だ。ところで、今日トムを見かけた？　彼は授業に出てたと思う？

ディック：出てないと思う。もし出ていれば、いつものようにボクのところに話に来たはずだ。

太郎　　：そうだね。

ディック：彼は病気で寝てるかもね。だって彼は学校を休むのが嫌いだから。後で彼を訪ねてみるよ。

太郎　　：彼は具合が良ければいいね。彼は、夏休みに両親に会いに国に帰ると言ってた。

ディック：あ～、そうなの。それは彼にとっていいことだね。休みと言えば、この夏の計画何かあるの？

太郎　　：え～と、この夏はバイトで忙しいんだ。金を貯めなくちゃいけないので。

ディック：君が今年のクリスマスにドイツに旅行したいって言ってたのを覚えているよ。

太郎　　：まだそのつもりでいるよ。そこのクリスマス・マーケットを見たいんだ。

ディック：それはとても素敵だね！　ホワイトクリスマスも楽しめるかもね。ホワイトクリスマスを考えたら、涼しくなったよ。

化　学

解答

30 年度

❶

〔解答〕

問 1　⑨　　問 2　⑤　　問 3　解なし
問 4　③　　問 5　①

〔解答のプロセス〕

問 1
(a) 誤：$1kg = 1 \times 10^3 (g) = 1 \times 10^6 (mg)$
(b) 正：$1dL (デシリットル) = 1 \times 10^{-1}L = 1 \times 10^2 mL$
　　なお，$1dm = 1 \times 10^{-1}m = 10cm$
　　　　　$1cm = 1 \times 10^{-2}m$
(c) 誤：$1g/cm^3 = 1 \times 10^3 g/L$
　　　　$1L = 1000cm^3$
(d) 正：Pa と N/m^2 は同じ。

問 2
(a) 誤：$^{19}_9F$：陽子数（＝原子番号）$= 9$
　　中性子数 $= 19 - 9 = 10 \neq$ 陽子数
(b) 正：原子番号 10 である。
(c) 誤：Ne と同じ。$K(2)L(8)$
　　$Mg：K(2)L(8)M(2) \longrightarrow Mg^{2+}：K(2)L(8)$
(d) 正：イオン化エネルギーが小さい原子は，陽イオンになりやすい。アルカリ金属は，陽イオンになりやすい。

問 3　問題の前提条件が不十分で正答が導けない場合があるので「解なし」とする。（大学当局より）
(a) 正：冷却すると，発熱方向（右）に平衡が移動する。
(b) 誤：温度によっては平衡が成立しないことがある。
(c) 誤：触媒は平衡の移動に影響しない。
(d) 正：加えた N_2 を減少させる方向，右に移動する。

問 4　沈澱 A は，$PbCl_2$ で白色である。
　沈澱 B は，CuS と操作 1 で沈澱しきれなかった（水に少し溶ける）$PbCl_2$ が PbS となり，沈澱する。CuS も PbS も黒色である。
　濾液 C は，$Zn[(NH_3)_4]^{2+}$ が錯イオンとなり溶けている。
　沈澱 D は，$Fe(OH)_3$ の赤褐色沈澱と $Al(OH)_3$（白色沈澱）の混合物。
　溶液 E は，$Al(OH)_4^-$ を含む。$Al(OH)_3$ は両性水酸化物。
(a) 正
(b) 誤
(c) 誤：操作 3 では，溶液の煮沸で H_2S を除き，さらに HNO_3 で，H_2S で還元された Fe^{2+} を Fe^{3+} に酸化している。
(d) 正

問 5　空気の平均分子量 29 より大きく，水に溶けやすい気体は，下方置換で捕集する。あてはまる無色の気体は，H_2S。以下の（ ）内は，気体の分子量，色を表す。
(a) 正：$FeS + H_2SO_4 \longrightarrow FeSO_4 + H_2S (34, 無色)$

(b) 誤：$2NH_4Cl + Ca(OH)_2$
　　　　$\longrightarrow CaCl_2 + 2H_2O + 2NH_3 (17, 無色)$
(c) 誤：$Cu + 4HNO_3$
　　　　$\longrightarrow Cu(NO_3)_2 + 2H_2O + 2NO_2 (46, 赤褐色)$
(d) 誤：$HCOOH \longrightarrow H_2O + CO (28, 無色)$（濃硫酸は脱水剤）

❷

〔解答〕

問 6　⑨　　問 7　②

〔解答のプロセス〕

問 6
(a) 正：酢酸エチルは水に溶けない。水に浮く。
(b) 誤：両方とも銀鏡反応が陽性。
(c) 正：フェノールにはベンゼン環に OH があり，塩化鉄（Ⅲ）反応は陽性。安息香酸にはこの反応はない。
(d) 正：ニトロベンゼンは水に溶けない。アニリンは，HCl と塩を作って水に溶ける。
　　$C_6H_5NH_2 + HCl \longrightarrow C_6H_5NH_3{}^+Cl^-$

問 7
(a) 正：A，B に H_2 が付加し A′，B′ になると，A′ と B′ は同一。
　　　　　A′　　　　　　　　　B′
　　$CH_3CH_2\underset{\underset{CH_3}{|}}{C}HCH_3$　　$CH_3\underset{\underset{CH_3}{|}}{C}HCH_2CH_3$
(b) 誤：D には，幾何異性体はあるが，A には，ない。
(c) 正：$\overset{*}{C}$：不斉炭素原子
　　C からの生成物：$CH_2Br-\overset{*}{C}HBr-CH(CH_3)_2$
　　E からの生成物：$CH_2Br-\overset{*}{C}HBr-CH_2CH_2CH_3$
(d) 誤：$-CH_2CH_3$ の $-CH_3$ の C は，同一平面上にない。

❸

〔解答〕

問 8　⑥　　問 9　⑥　　問 10　③

〔解答のプロセス〕

問 8
(a) 誤：ダニエル電池である。
(b) 誤：H_2 は，発生しない。
(c) 正：
(d) 正：イオン化傾向は Mg＞Zn だから，イオン化傾向の大きい金属ほど，負になりやすく，起電力は大きい。

問 9　（負極）$Zn \longrightarrow Zn^{2+} + 2e^-$
　　　（正極）$Cu^{2+} + 2e^- \longrightarrow Cu$
　2mol の e^- の電気量で，負極の Zn は 1mol 減少し，正極の Cu は 1mol 増加する。　Cu＝64　Zn＝65

電気量(mol) ＝ (1.95/65) × 2 ＝ 0.06(mol)　…(1)

Cu の生成量を $x(g)$ とする。

電気量(mol) ＝ $(x/64)$ × 2(mol)　…(2)

(1)＝(2)から

x ＝ 1.92(g)　…(答)

問10　x(A)とする。

$$\frac{x \times 2 \times 60 \times 60(C)}{9.65 \times 10^4 (C/mol)} = 0.06(mol)$$

x ＝ 0.804 ＝ 0.80(A)　…(答)

4

〔解答〕

問11　⑦　　問12　⑥　　問13　⑤

問14　③　　問15　②

〔解答のプロセス〕

問11　ホールピペットは，溶液を正確に測り取る器具。メスフラスコは，正確な濃度の溶液をつくる器具。ビュレットは，目盛りの差から，滴下量を読み取る器具。

問12　弱酸(CH₃COOH)と強塩基(NaOH)の反応なので，中和点は塩基性。塩基性に変色領域があるフェノールフタレインを指示薬とする

問13　CH₃COOH ＋ NaOH ⟶ CH₃COONa ＋ H₂O

うすめた食酢のモル濃度 x(mol/L)

$1 \times x \times (10/1000) = 1 \times 0.10 \times (8.0/1000)$

x ＝ 0.080(mol/L)

もとの食酢：0.80(mol/L)

問14　CH₃COOH(式量 60)

$(0.80 \times 60/1000) \times 100 = 4.8(\%)$　…(答)

問15　$[H^+] = \sqrt{0.80 \times 2.0 \times 10^{-5}} = 2^2 \times 10^{-3}$

$pH = -\log[H^+] = 3 - 2\log 2 = 2.4$　…(答)

5

〔解答〕

問16　⑤　　問17　⑦　　問18　③　　問19　②

〔解答のプロセス〕

問16　頂点の球 ＝ (1/8) × 8 ＝ 1

面の球 ＝ (1/2) × 6 ＝ 3

これに，黒塗りの球 4 個を加えて，

合計 8 個　…(答)

問17　単位格子の質量 ＝ $(12/N_A) \times 8$(g)

単位格子の体積 ＝ a^3(cm³)

密度(g/cm³) ＝ $\dfrac{96}{N_A a^3}$

問18　長方形の縦 ＝ (1/2)a

長方形の横 ＝ $(1/2)(\sqrt{2} \cdot a)$

長方形の対角線 ＝ $2x$　（球の直径を x とする）

$[(1/2)a]^2 + [(1/2)\sqrt{2} \cdot a]^2 = (2x)^2$

$x = \dfrac{\sqrt{3}}{4} a$

問19

(a)　正：

(b)　誤：電気伝導性を持つのは黒鉛。

(c)　正：

(d)　誤：黒鉛の炭素原子は，3 本の共有結合と自由電子を持つのに対し，ダイヤモンドの炭素原子は 4 本の共有結合をもち，物質の持つ化学エネルギーが異なるため，燃焼熱も異なる。

6

〔解答〕

問20　⑥　　問21　③　　問22　①

問23　③　　問24　③　　問25　⑤

〔解答のプロセス〕

問20　C：H：O

　＝ (58.0/12)：(7.6/1)：(34.4/16) ＝ 4.83：7.6：2.15

加水分解により，2 個のアルコールと 1 個のジカルボン酸を生じているので，酸素原子は 4 個ある。C, H を 2.15/4 で割ると，

C：H：O ＝ 8.99：14.1：4

分子式：C₉H₁₄O₄　…(答)

問21　分子量を M とする。500mL ＝ 0.5L

$(5.0 \times 10^4)(0.5)$

＝ $(0.45/M) 8.3 \times 10^3 \times (127 + 273)$

M ＝ 59.76 ＝ 60　…(答)

問22　R–OH ＋ Na ⟶ R–ONa ＋ (1/2)H₂

問23　アルコールを C$_n$H$_{2n+1}$OH とする。分子量より，

12n ＋ 2n ＋ 1 ＋ 16 ＋ 1 ＝ 60

n ＝ 3

また，ヨードホルム反応陰性から，

CH₃CH₂CH₂OH：1-プロパノール　…(答)

問24　全体の分子式から，アルコール C，2 価カルボン酸 2COOH(C₂H₂O₄)を除くと，

C₉H₁₄O₄

− C₃H₈O

− C₂H₂O₄

＋ 2H₂O

―――――――――

C₄H₈O　…不飽和数は 1

ジカルボン酸 B に幾何異性体があることから C₂H₂(ジカルボン酸 B)と C₂H₆O(アルコール D)に分かれる。全体は次のようである。

A：

$$CH_3CH_2OOC-\underset{H}{\overset{H}{C}}=\underset{H}{\overset{H}{C}}-COOCH_2CH_2CH_3$$

↓ 加水分解

B：マレイン酸

$$HOOC-\underset{H}{\overset{H}{C}}=\underset{H}{\overset{H}{C}}-COOH$$

C：1-プロパノール　CH₃CH₂CH₂OH

D：エタノール　CH₃CH₂OH

E：酸無水物の生成

マレイン酸　　　　　無水マレイン酸

(a) 誤：エステルである。
(b) 誤：化合物Bは，マレイン酸。
(c) 正：低分子のアルコールは水によく溶ける。
(d) 誤：酸無水物は水に溶けないので，酸性を示さない。

問25　化合物 C を酸化する。

$$CH_3CH_2CH_2OH \longrightarrow CH_3CH_2CHO$$
$$\longrightarrow CH_3CH_2COOH$$

化合物 D とエステルを作る。

$$CH_3CH_2COOH + C_2H_5OH$$
$$\longrightarrow CH_3CH_2\text{-}COO\text{-}CH_2CH_3 + H_2O$$

ア：CH_3CH_2　　イ：CH_2CH_3

平成29年度

問　題　と　解　答

英 語

問題

29年度

【 1 】次の英文を読んで，**問1～問20**に答えよ。番号①～⑧はパラグラフを示す。

(40点)

① Japanese are very particular about rice. They prefer sticky rice to *fluffy rice, a choice quite contrary to the rest of the world. Japanese are *finicky about the taste of steamed and unseasoned white rice itself and have strong attachments to certain *strains. A typical supermarket sells only around 10 varieties, but (ア) are said to exist in Japan, though probably nobody, not even experts, have managed to check accurately. Agricultural laboratories all over the country continue to do selective breeding in search of improved strains. So highly *discriminating are tastes regarding white rice that tests conducted with general consumers typically ⌈present⌋ a long list of questions on such aspects as whiteness, *sheen, *fragrance, taste, *texture, stickiness, and tenderness or firmness.

(*注 fluffy：ふんわりした finicky：気難しい strains：品種 discriminating：識別力のある sheen：光沢 fragrance：香り texture：歯ごたえ，舌触り)

② You would think that such *partiality to white rice would leave no room for other grains at the table. The growing popularity of a variety of grains today says (イ). *Zakkoku*, literally "miscellaneous cereal grains," is a loosely defined category. For the sake of convenience, when we say "cereal grains" in this essay, we include everything ⌈but⌋ white rice. Brown rice, wheat, and beans, too, are part of the extensive "cereal grains" category. Currently in Japan cereal grains are mostly eaten cooked *with* white rice.

(*注 partiality：強い愛着)

③ Tokyo's Omotesando and Harajuku districts are well-known meccas of the latest fashions. Less known is the fact that they have the highest consumption of cereal grains. As trendy, fashion-conscious people tend to prefer healthy natural foods, more restaurants in the areas offer a choice of white rice or rice with cereal grains to (1) a main dish. At curry restaurants, brown rice and cereal-grain rice are common, and at other restaurants, too, more and more diners [A   ], if given a choice.

④ Japanese millet, foxtail millet, and common millet are all major cereal grains that have been cultivated in Japan since ancient times, but when rice production started to soar in the early 20th century, and white rice became a favored *staple, production of those other grains [B   ]. Today it is not uncommon that farmers (2) cereal grains only for their own consumption or to share with their neighbors. At the opposite end of the *spectrum is Iwate prefecture, where extensive production yields the largest output of cereal grains in Japan. With choices sold premixed and in user-friendly forms for easy cooking, cereal grains have *shed the negative image of being merely a substitute food for hard times, and they are becoming a regular part of the Japanese diet. As part of the world trend toward healthier living, cereal grains [C   ] as ideal substitutes for sufferers of food allergies to eat.

　（*注　staple：主食　　spectrum：領域　　shed：捨てる）

⑤ *Macrobiotic diets [D   ] supermodels, ballet dancers, and Hollywood stars. But how many (3) that macrobiotics in fact started in Japan and has roots in Japanese cereal grains? What is different about them?

　（*注　macrobiotic diets：長寿食，自然食）

⑥ "In the United States, some of the newly popular grains have South American origins. One example is *quinoa, which has a cooked texture that's fluffy and a bit *crunchy, whereas cereal grains favored in Japan such as Japanese millet, foxtail millet, and common millet, all native to Asia, are *starch based and *glutinous in texture," observes Shigetoshi Nagasawa, president of Hakubaku, a major dealer in a wide range of grains. The company (ウ) consumption of barley and other cereal grains for a healthy diet.

（*注　quinoa：キノア（の実）　　crunchy：サクサクした　　starch：でんぷん glutinous：ネバネバした）

⑦ "Americans like to eat whole-grain breads and breakfast cereals," Nagasawa continues. "In general their choices (4) to be wheat, *oat, or corn based, whereas in Japan barley is more common than wheat, and we eat barley mixed with rice."

（*注　oat：オート麦）

⑧ The West is a wheat-based food culture while the East is rice based. Differences show up in the naming of cereals, too. Japanese millet, foxtail millet, and common millet are three species that share the name "millet" in English, while in Japanese each has its own name: *hie*, *awa*, and *kibi*, respectively. *Conversely, there are three other grains—barley, wheat, and rye—that each have a different name in English, but are (エ) in Japanese. Barley is called *omugi* (literally, "big wheat"), wheat is *komugi* ("small wheat"), and rye is *raimugi*. These examples (5) differences in how cultivation of the grains has evolved and how important they have been in people's diets.

（*注　conversely：逆に）

問1：第①パラグラフ中の下線部（　　ア　　）are said to exist in Japan の意味が「日本には 300 種類もあると言われている」になるように，（　　ア　　）に最も適切な表現を次から選べ。

　　　1. 300 and more
　　　2. 300 times as many as
　　　3. as many as 300
　　　4. not more than 300

　　　　　　　　　　　　　　　　　マーク式解答欄　　1

問2：第①パラグラフ中の present と第1アクセント（第1強勢）の位置が異なる語を次から1つ選べ。

　　　1. advice　　　2. complete　　　3. guitar　　　4. moment

　　　　　　　　　　　　　　　　　マーク式解答欄　　2

問3：第②パラグラフ中の（　　イ　　）に入れるべき最も適切な語を次から選べ。

　　　1. forward　　　2. otherwise　　　3. so　　　4. when

　　　　　　　　　　　　　　　　　マーク式解答欄　　3

問4：第②パラグラフ中の but に最も近い意味で使用されている but を含む英文はどれか。最も適切なものを次から選べ。

　　　1. He is still <u>but</u> a child.
　　　2. Nobody <u>but</u> her visited the palace.
　　　3. Not he <u>but</u> I am to make a speech.
　　　4. There is nobody <u>but</u> wants to be happy.

　　　　　　　　　　　　　　　　　マーク式解答欄　　4

問5〜問9：第③〜第⑧パラグラフ中の（　　1　　）〜（　　5　　）に入れるべき最も適切な語を次から選べ。各語は1回ずつ使用せよ。

1. know　　2. tend　　3. reflect　　4. cultivate　　5. accompany

問5：（　　1　　）に入れるべき語はどれか。　　マーク式解答欄　　5

問6：（　　2　　）に入れるべき語はどれか。　　マーク式解答欄　　6

問7：（　　3　　）に入れるべき語はどれか。　　マーク式解答欄　　7

問8：（　　4　　）に入れるべき語はどれか。　　マーク式解答欄　　8

問9：（　　5　　）に入れるべき語はどれか。　　マーク式解答欄　　9

問10〜問13：第③〜第⑤パラグラフ中の［　　A　　］〜［　　D　　］に入れるべき最も適切な表現を次から選べ。各表現は1回ずつ使用せよ。

1. are also very much in the spotlight
2. are going for rice with cereal grains
3. gradually became smaller in scale
4. have many followers among American

問10：［　　A　　］に入れるべき表現はどれか。

マーク式解答欄　　10

問11：［　　B　　］に入れるべき表現はどれか。

マーク式解答欄　　11

問12：［　　C　　］に入れるべき表現はどれか。

マーク式解答欄　　12

問13：［　　D　　］に入れるべき表現はどれか。

マーク式解答欄　　13

問１４：第④パラグラフ中の substitute の意味として最も適切なものを次から選べ。

    1. alternative   2. conservative   3. essential   4. imaginary

    マーク式解答欄　１４

問１５：第⑥パラグラフ中の（　ウ　）に入れるべき最も適切な語を次から選べ。

    1. collapses   2. descends   3. opposes   4. promotes

    マーク式解答欄　１５

問１６：第⑧パラグラフ中の（　エ　）に入れるべき最も適切な語（句）を次から選べ。

    1. grouped together
    2. identical
    3. the same name
    4. unknown species

    マーク式解答欄　１６

問１７～問２０：次の各英文が本文の内容と一致するように，英文中の（　　　　）に下の 1. ～ 4. から最も適切なものを選べ。

問１７：Omotesando and Harajuku are the areas（　　　　）.

    1. in which Indian people run excellent restaurants
    2. that are famous for natural food restaurants
    3. where cereal grains are popular
    4. whose residents prefer white rice to cereal grains

    マーク式解答欄　１７

問18 : It was in the early 20th century that (＿＿＿＿＿).

    1. cereal grains became regular part of Japanese diet

    2. farmers began to consume cereal grains

    3. white rice became Japanese favored staple

    4. white rice came to be grown for the first time

マーク式解答欄　１８

問19 : Quinoa is one of the popular grains that (＿＿＿＿＿).

    1. are native to the United States

    2. are South American in origin

    3. have a similar flavor to Japanese rice

    4. have a sticky texture

マーク式解答欄　１９

問20 : "Common millet" in English is called (＿＿＿＿＿) in Japanese.

    1. *awa*　　　2. *hie*　　　3. *kibi*　　　4. *zakkoku*

マーク式解答欄　２０

(出典 : "Delicious Japan," *Kateigaho International Edition*, vol. 29)

【２】次の英文は 1980 年代に書かれた，アメリカの交通事故防止対策に関する文章である。これを読んで，**問２１〜問３６**に答えよ。番号①〜⑧はパラグラフを示す。　　　　　　　　　　　　　　　　　　　　　　　　　（３２点）

① Efforts are being made toward preventing motor vehicle accidents and reducing the risks of injury and death to people involved in accidents. These efforts focus on factors involving vehicles, highways, drivers, and laws.

② Vehicle factors relate to the design and maintenance of the automobile. Injuries and *fatalities are (　　A　　) when automobile *bumpers, *front ends, and *steering columns are designed to absorb the impact from a crash. *Passenger compartments that have *recessed knobs and heavy *padding are important for safety.

　(*注　fatalities：死亡者数　　　bumpers：バンパー　　　front ends：(車の) 前面 steering columns：ステアリングコラム（ハンドルの主軸部分）　　　passenger compartments：人の乗る空間　　　recessed：埋め込まれた　　padding：詰め物)

③ Airbags are an option on some vehicles. One advantage of airbags is that drivers do not have to make a ⃞conscious⃞ effort to use them. In most cases, a safety belt must be hooked up by the driver. Even though their effectiveness has been (　　B　　), safety belts are not used by the majority of drivers. Many vehicles are made with *crush zones. Shocks can be absorbed in a *head-on crash with less resulting injury to a driver or passenger. *Antilock braking systems (ABS) are now recognized as aids in accident prevention. These systems help cars stop in a straight line when the brakes are suddenly (　　C　　). The brakes do not lock the wheels in a sudden stop.

　(*注　crush zones：衝撃吸収帯　　　head-on：正面の　　　antilock braking systems：急ブレーキ時の車輪ロックを防止するブレーキ・システム)

④ Highway factors play a role in automobile safety. Studies show that certain road (　　X　　) promote automobile accidents. Among these are sharp curves, steep *grades, *potholes, and a lack of a physical *median that separates opposing traffic.　On city streets, shielded signs, | missing | signs, and poor lighting increase accident rates.　<u>Highway and street (　　) (　　) now (　　) (　　) (ア) ever before (イ) the (　　) of designing safe automobile routes.</u>

　(*注　grades：斜面　　　potholes：路面のくぼみ　　　median：中央分離帯)

⑤ The most important factor in motor vehicle accidents is the driver.　There are several ways that drivers of motor vehicles can promote safety.　Alcohol is
|＿＿＿＿＿＿| for half of all automobile-related accidents.　Many groups that are against drunk driving, such as MADD (Mothers Against Drunk Driving) and SADD (Students Against Drunk Driving), have (　　D　　) *lawmakers to *enact stricter laws concerning those who fail to follow the laws related to alcohol and driving.　Through the pressure of these and other groups, many states are considering reducing the blood-alcohol level that indicates when one is legally *intoxicated.　<u>Other laws are (カ) (　　) with (　　) penalties for (キ) (　　) are (　　) drinking and driving.</u>

　(*注　lawmakers：(議会の) 議員　　　enact：制定する　　　intoxicated：酩酊した)

⑥ The use of drugs such as *barbiturates, amphetamines, and marijuana is (　　E　　) in many motor vehicle accidents.　The effects of these drugs can be dangerous to both the driver and others.

　(*注　barbiturates, amphetamines, and marijuana：[薬品名] バルビツール, アンフェタミン, マリファナ)

⑦ Each year, more states *implement laws *mandating the use of safety belts. Research shows that 10,000 to 16,000 lives would be saved each year if drivers and their passengers would use safety belts.　Laws mandating the use of *child-restraint systems in automobiles have been implemented in many states. Under these laws, children under a certain weight (often under 40 pounds) and/or under a certain age must be properly secured in a child-restraint system.

Some hospitals, health departments, and other organizations provide families with young children the use of child-restraint systems for a minimal fee or free of charge.　Many hospitals have rules that require newborn babies to be fastened in a child-restraint seat when leaving the hospital to go home for the first time.

(*注　implement：施行する　　　mandate：義務づける　　　child-restraint systems：子供のための安全装置（チャイルドシートなど））

⑧ In addition to automobiles, other motor vehicles are also [　　　　] for many injuries and deaths.　Drivers of *motorcycles greatly increase their risks of dying in an accident.　Motorcycle drivers need to drive defensively.　They must regard every car as a (　　Y　　).　Wearing a helmet is essential. Some motorcycle drivers argue that laws mandating helmets *infringe on their personal liberties.　They (　　Z　　) that other people are not *endangered by their choice not to wear a helmet.　However, family members and society must pay the medical costs of those drivers who have accidents.

(*注　motorcycles：オートバイ　　　　infringe on...：～を侵害する endanger：危険にさらす)

問２１〜問２５： 第②〜第⑥パラグラフ中の（　A　）〜（　E　）に入れるべき最も適切な語を次から選べ。各語は１回ずつ使用せよ。

      1. applied   2. pressured   3. proven
      4. reduced   5. suspected

  問２１：（　A　）に入れるべき語はどれか。   マーク式解答欄　２１

  問２２：（　B　）に入れるべき語はどれか。   マーク式解答欄　２２

  問２３：（　C　）に入れるべき語はどれか。   マーク式解答欄　２３

  問２４：（　D　）に入れるべき語はどれか。   マーク式解答欄　２４

  問２５：（　E　）に入れるべき語はどれか。   マーク式解答欄　２５

問２６： 第③パラグラフ中の conscious の意味として最も適切なものを次から選べ。

      1. creative   2. desirable   3. intentional   4. major

                   マーク式解答欄　２６

問２７： 第④パラグラフ中の（　X　）に文脈に合った最も適切な語を次から選べ。

      1. drivers   2. features   3. movies   4. rules

                   マーク式解答欄　２７

問２８：第④パラグラフ中の ｜ missing ｜ の意味として最も適切なものを次から選べ。

    1. hardly clean   2. looking lonely
    3. not present   4. terribly mistaken

マーク式解答欄　２８

問２９〜問３０：第④パラグラフ中の下線部（Highway...routes.）が次の日本語に相当する英文になるように，最も適切な語を下から選んで文中のすべての（　　　　）を埋めるとき，（　ア　）と（　イ　）に入れるべき語はどれか。各語の番号を答えよ。各語は１回ずつ使用せよ。

「高速道路技術者，および道路技術者たちは今日，安全な自動車道を設計することの重要性を以前よりも深く自覚している。」

Highway and street (　　　　)(　　　　) now (　　　　)(　　　　)
(　ア　) ever before (　イ　) the (　　　　) of designing safe
automobile routes.

    1. are   2. aware   3. engineers   4. importance
    5. more   6. of   7. than

問２９：（　ア　）に入れるべき語はどれか。　マーク式解答欄　２９
問３０：（　イ　）に入れるべき語はどれか。　マーク式解答欄　３０

問３１：第⑤パラグラフ中の｜　　　｜と，第⑧パラグラフ中の｜　　　｜に共通して入れるべき最も適切な語を次から選べ。

    1. artificial   2. impatient   3. responsible   4. sympathetic

マーク式解答欄　３１

問３２～問３３: 第⑤パラグラフ中の下線部（<u>Other laws . . . driving.</u>）が次の日本語に相当する英文になるように，最も適切な語を下から選んで文中のすべての（＿＿＿＿）を埋めるとき，（　カ　）と（　キ　）に入れるべき語はどれか。各語の番号を答えよ。各語は１回ずつ使用せよ。

「飲酒運転をしていて捕まる人たちがより厳しい罰則を受けるように，その他の法律が改正されつつある。」

Other laws are (　カ　)(　　　　　) with (　　　　　) penalties for (　キ　)(　　　　) are (　　　　　) drinking and driving.

1. stricter　　2. caught　　3. those　　4. being
5. changed　　6. who

問３２：（　カ　）に入れるべき語はどれか。　マーク式解答欄　３２
問３３：（　キ　）に入れるべき語はどれか。　マーク式解答欄　３３

問３４：第⑦パラグラフの内容と<u>一致する</u>日本文を次から１つ選べ。

1. 病院で生まれた新生児を車で連れて帰る際には，安全装置の使用が特別に免除されている。
2. シートベルトを使用し始めたことにより，１年に１万～１万６千ほど交通事故死の数が減少した。
3. 体重が４０ポンド以上ある子どもはチャイルドシートなどの安全装置を使わなくてもよい。
4. シートベルトの使用を法律によって義務づける州が年々増加している。

マーク式解答欄　３４

問３５：第⑧パラグラフ中の（　　Ｙ　　）に文脈に合った最も適切な表現を次から選べ。

1. convenient tool　　　2. potential hazard
3. security guard　　　4. status symbol

マーク式解答欄　３５

問３６：第⑧パラグラフ中の（　　Ｚ　　）に入れるべき最も適切な語を次から選べ。

1. establish　　2. maintain　　3. neglect　　4. obey

マーク式解答欄　３６

（出典: Linda Meeks-Mitchell & Philip Heit, *Health : A Wellness Approach*）

【 3 】次の英文は，Keisuke と同僚の Sandy が「チームランチ」（会社のチーム
メンバー全員でとる昼食）について交わす会話である。これを読んで，**問37～問
42**に答えよ。 （12点）

Keisuke: Where are we going for our team lunch today?

Sandy: The steak house on the corner at the next *intersection.

Keisuke: Wow, [___A___]. Maybe I should *hold off on snacking then. I
　　want to be super hungry for it!

Sandy: It's only 10, Keisuke, and we have a lot of work to do. Why don't you eat
　　some fruit or something to *tide you over until lunch?

Keisuke: OK, you're right.　I love this idea of a team lunch, though. We have
　　the freedom to choose where we want to eat, and it's all *on the company.

Sandy: That's the whole point. Otherwise, [___B___], and eat alone. By the
　　way, it's your turn to choose the restaurant for next month.

Keisuke: Great. [___C___].

Sandy: (_____X_____).

Keisuke: Yes, of course. Whatever the intentions, free food is always good!

Sandy: That's true. It is a great chance to *catch up on everyone's busy life. If
　　[___D___], I would be *clueless about Junko's divorce.

　(*注　intersection：交差点　　　hold off on...：～を我慢する　　　tide you over
until...：～までしのがせる　　　on the company：会社の費用負担で　　　catch up
on...：～の新しい情報を得る　　　clueless：無知な)

問37～問40：本文中の [___A___] ～ [___D___] に入れるべき最も
適切な表現を次から選べ。各表現は1回ずつ使用せよ。なお，文頭に来る語の頭文
字も小文字で示している。

　　　1. I have plenty of places I can suggest

　　　2. I've always wanted to eat at that restaurant

　　　3. it weren't for the last team lunch

　　　4. we would get our own lunches like we usually do

問３７： [　　　A　　　] に入れるべき表現はどれか。

マーク式解答欄　３７

問３８： [　　　B　　　] に入れるべき表現はどれか。

マーク式解答欄　３８

問３９： [　　　C　　　] に入れるべき表現はどれか。

マーク式解答欄　３９

問４０： [　　　D　　　] に入れるべき表現はどれか。

マーク式解答欄　４０

問４１～問４２： 本文中の（　　　　　　　X　　　　　　　）が，次の日本語に相当する英文になるように，最も適切な語（句）を下の 1. ～ 9. から選んで文中のすべての（　　　　　　）を埋めるとき，（　　X-1　　）と（　　X-2　　）に入れるべき語（句）はどれか，その番号を答えよ。各語（句）は１回ずつ使用せよ。

「皆で一緒に食事するのは素晴らしいことだわ。でも会社は社員の生産性が高まることを期待してやっていることはわかってるわよね。」

It's（　　　　　）（　　　　　　），（　　X-1　　）（　　　　　）（　　　　　　）（　　X-2　　）（　　　　　）（　　　　　）（　　　　　） productivity, right?

1. but you　　　　　2. in hopes of　　　　3. increasing

4. is doing this　　5. nice for all of us　　6. our

7. realize　　　　　8. that the company　　9. to eat together

問４１： （　　X-1　　）に入れるべき語（句）はどれか。

マーク式解答欄　４１

問４２： （　　X-2　　）に入れるべき語（句）はどれか。

マーク式解答欄　４２

（出典：金井真努香「ビジネス会話 ABC！」 *Mainichi Weekly*）

【４】問４３～問５０：次の各英文全体の意味が十分通じるように，下の枠内に与えられたすべての語（句）を適切に並べ替えて英文中の（＿＿＿）を埋めるとき，（　Ａ　）と（　Ｂ　）に入れるべき最も適切な語（句）はどれか。その番号をマークせよ。　　　　　　　　　　　　　　　　　　　　（１６点）

1．You（＿＿＿）（＿＿＿）（　Ａ　）（＿＿＿）（　Ｂ　）（＿＿＿）（＿＿＿）brown.

1. the top	2. had	3. the meat	4. roast	5. is
6. better	7. until			

問４３：（　Ａ　）に入れるべき語（句）はどれか。

マーク式解答欄　４３

問４４：（　Ｂ　）に入れるべき語（句）はどれか。

マーク式解答欄　４４

2．We（＿＿＿）（＿＿＿）（　Ａ　）（＿＿＿）（　Ｂ　）（＿＿＿）（＿＿＿）children.

1. the medicine	2. keep	3. of	4. our
5. out of	6. should	7. the reach	

問４５：（　Ａ　）に入れるべき語（句）はどれか。

マーク式解答欄　４５

問４６：（　Ｂ　）に入れるべき語（句）はどれか。

マーク式解答欄　４６

3. It (＿＿＿) (＿＿＿) (A) (＿＿＿) (B) (＿＿＿) (＿＿＿) the new car.

1. buys	2. doesn't	3. matter	4. me
5. to	6. Tom	7. whether	

問４７： (A) に入れるべき語はどれか。

マーク式解答欄　４７

問４８： (B) に入れるべき語はどれか。

マーク式解答欄　４８

4. She did (＿＿＿) (＿＿＿) (A) (＿＿＿) (B) (＿＿＿) (＿＿＿) (＿＿＿) her limited income.

1. sons	2. excellent	3. within	4. of
5. raising	6. an	7. two	8. job

問４９： (A) に入れるべき語はどれか。

マーク式解答欄　４９

問５０： (B) に入れるべき語はどれか。

マーク式解答欄　５０

化　学

問題

29年度

必要があれば，次の数値を用いよ。

原子量： H＝1.0，　C＝12，　N＝14，　O＝16，　Na＝23，　S＝32，
　　　　　Cl＝35.5，　Ca＝40，　Cu＝64

アボガドロ定数：6.02×10^{23} /mol

気体定数：8.3×10^{3} Pa·L/(K· mol)

ファラデー定数：9.65×10^{4} C/mol

セルシウス温度目盛りのゼロ点　0 ℃：273 K

1　次の問い（**問1〜問3**）に答えよ。　　　　　　　　　（16点）

問1　固体に関する次の記述のうち，正しいもののみをすべて含む組み合わせはどれか。

マーク式解答欄　**1**

(a) 塩化ナトリウムの固体（結晶）は電気伝導性がよい。
(b) ドライアイスは，分子間力により分子が配列する分子結晶である。
(c) 黒鉛は金属結晶であり，電気伝導性がよい。
(d) 構成粒子の配列が不規則な固体をアモルファスという。

(1)　[(a),(b)]　　　(2)　[(a),(c)]　　　(3)　[(a),(d)]
(4)　[(b),(c)]　　　(5)　[(b),(d)]　　　(6)　[(c),(d)]
(7)　[(a),(b),(c)]　(8)　[(a),(b),(d)]　(9)　[(a),(c),(d)]
(10)　[(b),(c),(d)]

問2　ハロゲンに関する次の記述のうち，正しいもののみをすべて含む組み合わせはどれか。

マーク式解答欄　**2**

(a) ハロゲンの原子は7個の価電子をもつ。
(b) 第2周期の元素のうちで，第1イオン化エネルギーが最も大きいのはフッ素である。
(c) 塩化物イオンの電子配置は，ナトリウムイオンの電子配置と同じである。
(d) ヨウ化カリウム水溶液に臭素水を加えると，ヨウ素が生成する。

(1)　[(a),(b)]　　　(2)　[(a),(c)]　　　(3)　[(a),(d)]
(4)　[(b),(c)]　　　(5)　[(b),(d)]　　　(6)　[(c),(d)]
(7)　[(a),(b),(c)]　(8)　[(a),(b),(d)]　(9)　[(a),(c),(d)]
(10)　[(b),(c),(d)]

問3　コロイドに関する次の記述のうち，正しいもののみをすべて含む組み合わせはどれか。

(a) 疎水コロイドのコロイド粒子は，それぞれ同種の電荷を帯び，その反発力により水溶液中で分散している。

(b) 流動性のあるコロイドをゲル，流動性のないコロイドをゾルという。

(c) 水酸化鉄(Ⅲ)のコロイド溶液を凝析させるには，硫酸ナトリウムの方が，塩化ナトリウムよりも少ない物質量でよい。

(d) コロイド溶液のコロイド粒子は，セロハンのような半透膜を通過できるが，一般的なろ紙は通過できない。

(1)　[(a), (b)]　　　　(2)　[(a), (c)]　　　　(3)　[(a), (d)]

(4)　[(b), (c)]　　　　(5)　[(b), (d)]　　　　(6)　[(c), (d)]

(7)　[(a), (b), (c)]　　(8)　[(a), (b), (d)]　　(9)　[(a), (c), (d)]

(10)　[(b), (c), (d)]

2　次の記述を読んで，問い（**問4～問6**）に答えよ。　　　（14点）

　　アルカリ土類金属元素に属するカルシウムは，その化合物が石灰石や大理石とし
て地殻中に多く存在することから，様々な用途で使用されている。
　　カルシウムの水酸化物や炭酸塩は，古代より建築材料として利用されている。人
類最初のセメントである「気硬性セメント」は，砕いた(i)石灰石を熱して生石灰を
生成させ，施工後に生石灰が空気中の水分や炭酸ガスと反応し硬化することを利用
している。一方で，塩化カルシウムは冬期の道路が凍結する危険性があるときに，
凍結防止剤として道路に散布される。これは，(ii)塩化カルシウムによる水の凝固点
降下を利用している。

問4　アルカリ土類金属元素であるカルシウム，ストロンチウム，バリウムに
　　共通する性質として正しいもののみをすべて含む組み合わせはどれか。

マーク式解答欄　**4**

　(a)　化合物は炎色反応を示す。
　(b)　単体は常温で水と反応する。
　(c)　硫酸塩は水によく溶ける。
　(d)　水酸化物の水溶液は強塩基性である。

　　(1)　[(a), (b)]　　　　**(2)**　[(a), (c)]　　　　**(3)**　[(a), (d)]
　　(4)　[(b), (c)]　　　　**(5)**　[(b), (d)]　　　　**(6)**　[(c), (d)]
　　(7)　[(a), (b), (c)]　　**(8)**　[(a), (b), (d)]　　**(9)**　[(a), (c), (d)]
　　(10)　[(b), (c), (d)]

問5　下線部（ⅰ）について，石灰石の主成分から生石灰が生成する反応式として正しいものはどれか。

マーク式解答欄　5

(1)　$Ca(OH)_2 \rightarrow CaO + H_2O$

(2)　$CaO + H_2O \rightarrow Ca(OH)_2$

(3)　$Ca + 2H_2O \rightarrow Ca(OH)_2 + H_2$

(4)　$Ca(OH)_2 + CO_2 \rightarrow CaCO_3 + H_2O$

(5)　$CaCO_3 \rightarrow CaO + CO_2$

(6)　$CaCO_3 + H_2O + CO_2 \rightarrow Ca(HCO_3)_2$

問6　下線部（ⅱ）の凝固点降下について，水 10 kg の凝固点を 5.0 ℃ 下げるために必要な塩化カルシウム（無水物）の質量〔kg〕はいくらか。次の中から最も近い値を選べ。ただし，水のモル凝固点降下は 1.85 K·kg/mol であり，塩化カルシウムは水溶液中で完全に電離するものとする。

マーク式解答欄　6

(1)　0.33　　　(2)　0.56　　　(3)　0.84　　　(4)　1.0

(5)　1.6　　　(6)　2.4　　　(7)　3.0　　　(8)　4.1

3

次の記述を読んで，問い（**問7〜問10**）に答えよ。　　　（19点）

操作1：**0.0500 mol/L** のシュウ酸標準溶液**25.0 mL** を(i)ホールピペットを用いて正確にはかりとり，(ii)コニカルビーカーに入れた。これに(iii)指示薬を加え，(iv)ビュレットを用いて水酸化ナトリウム水溶液を滴下したところ，中和点になるまでに**25.5 mL** を要した。

操作2：操作1で滴定に用いた水酸化ナトリウム水溶液**30.0 mL** に希硫酸**12.0 mL** を加えたところ，水溶液は塩基性を示した。この塩基性水溶液を過不足なく中和するのに**0.0500 mol/L** 塩酸が**20.4 mL** 必要であった。

問7　シュウ酸二水和物 **(COOH)$_2$·2H$_2$O** を用いて，**0.0500 mol/L** のシュウ酸標準溶液**50 mL** を調製する方法として最も適当なのはどれか。

マーク式解答欄　**7**

(1) シュウ酸二水和物 **225 mg** を正確にはかりとり，ビーカーに入れ，メスシリンダーではかりとった水 **50 mL** を加えて溶かす。

(2) シュウ酸二水和物 **225 mg** を正確にはかりとり，ビーカーで少量の水に溶かし洗液とともに **50 mL** のメスフラスコに入れ，さらに水を加えて **50 mL** とする。

(3) シュウ酸二水和物 **315 mg** を正確にはかりとり，ビーカーに入れ，メスシリンダーではかりとった水 **50 mL** を加えて溶かす。

(4) シュウ酸二水和物 **315 mg** を正確にはかりとり，ビーカーで少量の水に溶かし洗液とともに **50 mL** のメスフラスコに入れ，さらに水を加えて **50 mL** とする。

問8　操作1で滴定に用いた水酸化ナトリウム水溶液の濃度〔**mol/L**〕はいくらか。次の中から最も近いものを選べ。

マーク式解答欄　**8**

(1)　0.0245　　(2)　0.0490　　(3)　0.0720　　(4)　0.0860

(5)　0.0900　　(6)　0.0980　　(7)　0.102　　(8)　0.111

問9　操作 2 で用いた希硫酸の濃度〔**mol/L**〕はいくらか。次の中から最も近いものを選べ。

マーク式解答欄　**9**

(1)　0.0630　　(2)　0.0700　　(3)　0.0800　　(4)　0.0964

(5)　0.120　　(6)　0.160　　(7)　0.216　　(8)　0.320

問10　次の記述のうち，正しいもののみをすべて含む組み合わせはどれか。

(a) 下線部（ⅰ）のホールピペットは，シュウ酸標準溶液で共洗いした後，ぬれたまま使用してもよい。

(b) 下線部（ⅱ）のコニカルビーカーは，水で洗浄した後，ぬれたまま使用してもよい。

(c) 下線部（ⅲ）の指示薬として，メチルオレンジを使用してもよい。

(d) 下線部（ⅳ）のビュレットは，水で洗浄した後，ぬれたまま使用してもよい。

    (1)　[(a), (b)]　　　　(2)　[(a), (c)]　　　　(3)　[(a), (d)]

    (4)　[(b), (c)]　　　　(5)　[(b), (d)]　　　　(6)　[(c), (d)]

    (7)　[(a), (b), (c)]　　(8)　[(a), (b), (d)]　　(9)　[(a), (c), (d)]

   (10)　[(b), (c), (d)]

4 下記の式で表される気体の反応に関する問い（**問11〜問13**）に答えよ。ただし，気体はすべて理想気体とする。　　　　　　（16点）

$$X_2 + Y_2 \rightleftarrows 2XY$$

問11 内容積 **2.0 L** の密閉容器に **2.0 mol** の X_2 と **2.0 mol** の Y_2 を入れたところ，**XY** が **1.0 mol** 生成して平衡状態に達した。このとき，温度は **27℃** であった。この容器内の混合気体の全圧〔**Pa**〕はいくらか。次の中から最も近い値を選べ。

マーク式解答欄　**11**

(1) 6.2×10^5　　(2) 1.2×10^6　　(3) 1.9×10^6　　(4) 2.5×10^6
(5) 3.1×10^6　　(6) 3.7×10^6　　(7) 5.0×10^6　　(8) 6.2×10^6

問12 問11の平衡状態における平衡定数はいくらか。次の中から最も近い値を選べ。

マーク式解答欄　**12**

(1) $\dfrac{1}{4}$　　　　(2) $\dfrac{4}{9}$　　　　(3) $\dfrac{1}{2}$　　　　(4) $\dfrac{9}{16}$

(5) $\dfrac{16}{9}$　　　(6) 2　　　　(7) $\dfrac{9}{4}$　　　　(8) 4

問13　問11の平衡状態から温度を一定に保ちながら **1.0 mol** の **XY** を容器に追加したところ，再び平衡状態に達した。このとき容器内に存在する **X_2** の物質量〔**mol**〕はいくらか。次の中から最も近い値を選べ。

マーク式解答欄　１３

(1) $\dfrac{1}{4}$　　　　(2) $\dfrac{3}{8}$　　　　(3) $\dfrac{1}{2}$　　　　(4) $\dfrac{8}{15}$

(5) $\dfrac{15}{8}$　　　　(6) 2　　　　(7) $\dfrac{8}{3}$　　　　(8) 4

5 | 次の問い（**問14～問16**）に答えよ。 (18点)

問14 電解槽に **0.430 mol/L** の塩化銅(Ⅱ)水溶液を **800 mL** 入れ，炭素電極を用いて **0.500 A** の電流で電気分解を行ったところ，塩化銅(Ⅱ)水溶液の濃度は **0.405 mol/L** となった。電気分解を行った時間〔秒〕はいくらか。次の中から最も近い値を選べ。ただし，流れた電流はすべて電気分解に使用され，電気分解により水溶液の体積は変化しないものとする。

マーク式解答欄 14

(1) 965 (2) 1930 (3) 2900 (4) 3860
(5) 4830 (6) 5790 (7) 7720 (8) 9650

問15　鉛蓄電池に関する次の記述のうち，正しいもののみをすべて含む組み合わせはどれか。

(a) 正極を構成する化合物中の鉛原子の酸化数は +2 である。
(b) 放電のとき，正極のみに $PbSO_4$ が析出する。
(c) 充電のとき，負極では酸化反応がおこる。
(d) 放電が進むにしたがって，電解液の H_2SO_4 濃度が低下する。

(1) ［(a)］　　　(2) ［(b)］　　　(3) ［(c)］
(4) ［(d)］　　　(5) ［(a), (b)］　(6) ［(a), (c)］
(7) ［(a), (d)］　(8) ［(b), (c)］　(9) ［(b), (d)］
(10) ［(c), (d)］

問16　陽イオンを含む水溶液に関する次の記述のうち，正しいもののみをすべて含む組み合わせはどれか。ただし，いずれの操作も常温で行うものとする。

(a) Ag^+ を含む水溶液と Pb^{2+} を含む水溶液に，それぞれ希塩酸を加えると，いずれも塩化物の沈殿を生じる。
(b) Ag^+ を含む水溶液と Cu^{2+} を含む水溶液に，それぞれ水酸化ナトリウム水溶液を加えると，いずれも水酸化物の沈殿を生じる。
(c) Zn^{2+} を含む水溶液と Al^{3+} を含む水溶液に，それぞれアンモニア水を加えていくと，いずれも水酸化物の沈殿を生じるが，さらに加えるといずれの沈殿も溶ける。
(d) Cu^{2+} を含む水溶液と Ca^{2+} を含む水溶液に，それぞれ硫化水素を通じると，いずれも硫化物の沈殿を生じる。

(1) ［(a)］　　　(2) ［(b)］　　　(3) ［(c)］
(4) ［(d)］　　　(5) ［(a), (b)］　(6) ［(a), (c)］
(7) ［(a), (d)］　(8) ［(b), (c)］　(9) ［(b), (d)］
(10) ［(c), (d)］

$\boxed{6}$　次の問い（**問17〜問18**）に答えよ。　　　　　（8点）

問17　次の反応のうち，発生する気体が正しいもののみをすべて含む組み合わせはどれか。

マーク式解答欄　**17**

(a) ギ酸に濃硫酸を加え加熱すると，一酸化炭素が発生する。

(b) 酢酸ナトリウムと水酸化ナトリウムの混合物を加熱すると，エタンが発生する。

(c) 炭化カルシウム（カーバイド）に水を加えると，アセチレンが発生する。

(d) フェノールとナトリウムを反応させると，水素が発生する。

　(1)　[(a), (b)]　　　(2)　[(a), (c)]　　　(3)　[(a), (d)]
　(4)　[(b), (c)]　　　(5)　[(b), (d)]　　　(6)　[(c), (d)]
　(7)　[(a), (b), (c)]　(8)　[(a), (b), (d)]　(9)　[(a), (c), (d)]
　(10)　[(b), (c), (d)]

問18　次の反応のうち，主生成物が正しいもののみをすべて含む組み合わせはどれか。

マーク式解答欄　18

(a) $\xrightarrow[\text{紫外線}]{\text{Cl}_2}$

(b) $\xrightarrow[\text{加熱}]{\text{濃H}_2\text{SO}_4}$ （SO₃H）

(c) （CH₃）$\xrightarrow{\text{KMnO}_4}$ （OH）

(d) （N₂Cl）$\xrightarrow{\text{ナトリウムフェノキシド}}$ （─N＝N─ ─OH）

(1)　[(a), (b)]　　　　(2)　[(a), (c)]　　　　(3)　[(a), (d)]
(4)　[(b), (c)]　　　　(5)　[(b), (d)]　　　　(6)　[(c), (d)]
(7)　[(a), (b), (c)]　　(8)　[(a), (b), (d)]　　(9)　[(a), (c), (d)]
(10)　[(b), (c), (d)]

$\boxed{7}$ 次の記述を読んで，問い（**問19～問22**）に答えよ。 （19点）

1. 触媒を用いてエチレンを酸化すると化合物 **A** が生成する。

2. リン酸を触媒として，エチレンに水を付加させると化合物 **B** が生成する。

3. 化合物 **B** を穏やかに酸化すると化合物 **A** となり，さらに酸化すると化合物 **C** が生成する。

4. 化合物 **C** と水酸化カルシウムを反応させて得られる化合物を乾留すると，化合物 **D** が生成する。工業的には，化合物 **D** はクメン法によりフェノールとともに得られる。

5. 化合物 **E**（分子式 $C_7H_{14}O_2$）は，酸性物質とアルコール **F** とのエステルで不斉炭素原子をもたない。

6. アルコール **F** を濃硫酸と反応させると，水分子が脱離して，アルケン **G** が主生成物として得られる。

7. アルケン **G** をオゾン分解すると化合物 **A** と化合物 **D** が生成する。

　　なお，オゾン分解とは，アルケンにオゾンを反応させた後，亜鉛などの還元剤で処理することで，$C = C$ 結合が切断され，ケトンあるいはアルデヒドが生じる反応で，下図のような一般式で表すことができる。

（$R^1 ～ R^4$ は，アルキル基または水素原子を表す）

問19　化合物 **A**, **B** に関する次の記述のうち，正しいもののみをすべて含む組み合わせはどれか。

マーク式解答欄　**19**

(a) 化合物 **A** は，銀鏡反応に陽性である。

(b) アセチレンに硫酸水銀(II)などを触媒として水を付加させると，化合物 **A** が生成する

(c) 化合物 **B** にフェーリング液を加えて加熱すると，赤色沈殿が生じる。

(d) 化合物 **B** は，酵母のもつ酵素群のはたらきにより，グルコースから得られる。

(1) ［(a),(b)］　　　(2) ［(a),(c)］　　　(3) ［(a),(d)］
(4) ［(b),(c)］　　　(5) ［(b),(d)］　　　(6) ［(c),(d)］
(7) ［(a),(b),(c)］　(8) ［(a),(b),(d)］　(9) ［(a),(c),(d)］
(10) ［(b),(c),(d)］

問20　化合物 **C**, **D** に関する次の記述のうち，正しいもののみをすべて含む組み合わせはどれか。

マーク式解答欄　**20**

(a) 化合物 **C** に炭酸水素ナトリウム水溶液を加えると，二酸化炭素が発生する。

(b) 化合物 **C** とサリチル酸を縮合させると，サリチル酸メチルが生成する。

(c) 化合物 **D** にヨウ素と水酸化ナトリウム水溶液を加えて加熱すると，黄色の沈殿が生成する。

(d) 1-プロパノールを酸化すると，化合物 **D** が生成する。

(1) ［(a),(b)］　　　(2) ［(a),(c)］　　　(3) ［(a),(d)］
(4) ［(b),(c)］　　　(5) ［(b),(d)］　　　(6) ［(c),(d)］
(7) ［(a),(b),(c)］　(8) ［(a),(b),(d)］　(9) ［(a),(c),(d)］
(10) ［(b),(c),(d)］

問２１　化合物 **E** の構造式として最も適しているものはどれか。

(1)
$$
\begin{array}{c}
\text{CH}_3 \quad \overset{\displaystyle \text{O}}{\underset{\displaystyle |}{\text{O}}} \\
\end{array}
$$

$$
\text{CH}_3 - \underset{\underset{\text{CH}_3}{|}}{\overset{\overset{\text{CH}_3}{|}}{\text{C}}} - \underset{}{\text{CH}} - \text{CH}_3 \qquad \text{O} - \overset{\text{O}}{\text{C}} - \text{H}
$$

(1) $CH_3-\underset{CH_3}{\overset{CH_3}{C}}-\underset{O-\overset{O}{C}-H}{CH}-CH_3$

(2) $CH_3-\underset{CH_3}{C}-\underset{CH_3}{CH}-CH_3$; $O-\overset{O}{C}-H$

(3) $CH_3-\underset{CH_3}{C}-CH_2-CH_2-CH_3$; $O-\overset{O}{C}-H$

(4) $CH_3-\underset{CH_3}{C}-CH_2-CH_3$; $O-\overset{O}{C}-CH_3$

(5) $CH_3-CH-\underset{}{CH}-CH_3$; CH_3 ; $O-\overset{O}{C}-CH_3$

(6) $CH_3-CH-CH_2-CH_3$; $CH_2-O-\overset{O}{C}-CH_3$

(7) $CH_3-\underset{CH_3}{C}-CH_2$; CH_3 ; $O-\overset{O}{C}-CH_3$

(8) $CH_3-\underset{CH_3}{C}-CH_3$; $O-\overset{O}{C}-CH_2-CH_3$

(9) $CH_3-CH-CH_2-CH_3$; $O-\overset{O}{C}-CH_2-CH_3$

(10) $CH_3-CH-CH_2$; CH_3 ; $O-\overset{O}{C}-CH_2-CH_3$

問22　化合物 **F**，**G** に関する次の記述のうち，正しいもののみをすべて含む組み合わせはどれか。

(a) 化合物 **F** と同じ分子式をもつアルコールの中で，不斉炭素原子をもつ構造異性体は3つある。

(b) 化合物 **F** に，硫酸酸性下で二クロム酸カリウムを十分に作用させるとケトンが生成する。

(c) 化合物 **G** にはシス‐トランス異性体がある。

(d) 化合物 **G** に臭素を付加させた化合物は不斉炭素原子をもつ。

(1)　[(a), (b)]　　　(2)　[(a), (c)]　　　(3)　[(a), (d)]

(4)　[(b), (c)]　　　(5)　[(b), (d)]　　　(6)　[(c), (d)]

(7)　[(a), (b), (c)]　　(8)　[(a), (b), (d)]　　(9)　[(a), (c), (d)]

(10)　[(b), (c), (d)]

8 次の記述を読んで，問い（**問23～問25**）に答えよ。 （15点）

オレイン酸（分子式は $C_{18}H_{34}O_2$）のみで構成される油脂 **A** に，(i)触媒を用いて十分な量の水素を反応させたところ，油脂 **B** が生成した。(ii)油脂 **B** を水酸化ナトリウム水溶液でけん化すると，グリセリンとセッケン **C** が得られた。セッケン **C** の水溶液を塩酸で酸性にしてジエチルエーテルで抽出したところ，脂肪酸 **D** が得られた。

問23 下線部（i）の反応が完全に進んだとき，油脂 **A** 2.21 g と反応した水素の体積〔**mL**〕は標準状態でいくらか。次の中から最も近いものを選べ。

マーク式解答欄 **23**

(1) 56.0 (2) 84.0 (3) 112 (4) 168
(5) 196 (6) 224 (7) 280 (8) 336

問24 下線部 (ii) の反応が完全に進んだとき,油脂 **B** 1.78 g から得られるセッケン **C** の質量 〔**g**〕はいくらか。次の中から最も近いものを選べ。

マーク式解答欄　**24**

(1) 0.540   (2) 0.584   (3) 0.612   (4) 1.09
(5) 1.23   (6) 1.62   (7) 1.76   (8) 1.84

問25 次の記述のうち,正しいもののみをすべて含む組み合わせはどれか。

マーク式解答欄　**25**

(a) 油脂 **A** の融点は,油脂 **B** の融点よりも高い。
(b) セッケン **C** を一定濃度以上で水に溶かすと,ミセルが形成される。
(c) セッケン **C** の洗浄力は,Ca^{2+} や Mg^{2+} を多く含む水中では低下する。
(d) 脂肪酸 **D** はグリセリンよりも水に溶けにくい。

(1)　[(a), (b)]   (2)　[(a), (c)]   (3)　[(a), (d)]
(4)　[(b), (c)]   (5)　[(b), (d)]   (6)　[(c), (d)]
(7)　[(a), (b), (c)]   (8)　[(a), (b), (d)]   (9)　[(a), (c), (d)]
(10)　[(b), (c), (d)]

英 語

解答

29年度

1

〔解答〕

問1：3	問2：4	問3：2	問4：2	問5：5
問6：4	問7：1	問8：2	問9：3	問10：2
問11：3	問12：1	問13：4	問14：1	
問15：4	問16：1	問17：3	問18：3	
問19：2	問20：3			

〔出題者が求めたポイント〕

空所補充、アクセント、単語、内容把握
空所補充問題は全訳の当該箇所参照

問1．as many as + 数字「～も多くの」
　　（= no less than + 数字）
問2．名前動後のルールにより第2音節
　　1～3は第2音節、4のみ第1音節
問4．前置詞の2が正解。
　　4は that ～ not の意味の擬似関係代名詞。
問14．1「代わりとなる」　2「保守的な」
　　3「欠かせない」　4「想像上の」
問17．第3段落第1～2文
問18．第4段落第1文
問19．第6段落第1～2文
問20．最終段落第3文（respectively「それぞれ」）

〔全訳〕

　日本人は米にとてもこだわっている。日本人は粘り気のある米の方が、ふんわりした米よりも好きで、この選択は世界の残りの地域の真逆である。日本人は炊いた白米そのものの味に気難しく、特定の品種に強い愛着を持っている。普通のスーパーは10種類くらいしか売っていないが、問1 日本には(ア)3. 300種類もあると言われている。もっとも、おそらく誰一人として、専門家でさえも、正確に確認できていないであろうが。日本全国の農業試験場が品種を改良すべく、選抜育種を行い続けている。白米に関する味覚は非常に識別力があるので、一般消費者に実施するテストには普通、たくさんの質問を 問2 提示している（白さ、光沢、香り、味、歯ごたえ、粘り気、軟らかさあるいは硬さ、など）。

　こうした白米への強い愛着があると、卓上に他の穀物が出る余地はないだろうと思うかもしれないが、今日の穀物の種類の多様性の増加は、問3(イ)2. そうではないことを示している。「雑穀」（文字通りには「雑多な穀物」）は緩やかに定義されたカテゴリーである。便宜上、本文で「雑穀」と言う場合には、白米 問4 以外のすべてを含むことにし、玄米、小麦、豆類も広範な「雑穀」カテゴリーの一部とする。現在、日本で雑穀は、白米とともに調理されて食されることがほとんどである。

　東京の表参道・原宿は最新ファッションのメッカとして有名である。しかし、あまり知られていないのは、この地域が雑穀の最大消費地であるという事実だ。流行を意識したトレンディな人々がヘルシーな自然食品を好む

傾向にあるので、表参道や原宿のレストランには、メインディッシュの 問5(1) 5. 付け合わせとして白米か雑穀米かを選べるようになっているところが増えている。カレー料理屋では玄米と雑穀米が一般的であり、他のレストランでも、選択肢があれば、問10[A]2. 雑穀米を選ぶ客が増えている。

　ヒエ(稗)、アワ(粟)、キビ(黍)はすべて、古代からずっと日本で栽培され続けてきた主要な雑穀であるが、20世紀前半に米の生産が急増し始め、白米が主食として好まれるようになると、これら他の穀物の生産は 問11[B]3. 徐々に規模が縮小した。現在、一般的には、農家が雑穀を 問6(2)4. 栽培するのは、自家消費や近所の人たちに分けるためだけである。この領域の真逆にあるのが岩手県であり、同地では広範な生産によって、日本の雑穀最大の産出高を生み出している。前もって混ぜられた状態で、調理が簡単な使いやすい形で売られるという選択肢とともに、雑穀は不況時の単なる 問14 代用食というマイナスイメージを捨て、日本人の日常の食事の一部になりつつある。よりヘルシーな暮らしへと向かう世界的な流れの一環として、雑穀は食物アレルギーで苦しんでいる人たちの理想的代用食として 問12[C]1. も大いに注目を浴びている。

　長寿食（マクロビオティック）は、スーパーモデルやバレエダンサー、ハリウッドスターたち 問13[D]4. アメリカ人の間で多くの信者を持っている。しかし、マクロビオティックが実は日本で始まり、日本の雑穀にルーツを持っていることをどれだけ多くの人たちが 問7(3)1. 知っているのだろうか？　日本の雑穀は何が違うのだろうか？

　「アメリカでは、新たに人気となった雑穀の一部は南米原産です。一例はキノアで、これは火を通すと、ふんわりしていて、ちょっとサクサクした歯ごたえがあります。それに対して、日本で好まれている雑穀、たとえば、ヒエ、アワ、キビはすべてアジア原産で、でんぷんが中心で、歯ごたえはネバネバしています」と述べるのは長澤重俊（はくばく代表取締役社長）である。はくばくは広範な雑穀の主要販売業者である。同社は大麦やその他の雑穀の摂取をヘルシーな食事のために 問15 ウ 4. 推奨している。

　「アメリカ人は全粒粉のパンや朝食シリアルを好んで食べています」と長澤は続けて述べる。「一般的に、彼らの選択肢は、小麦、オート麦、あるいはトウモロコシ中心になる 問8(4)2. 傾向にあります。それに対して日本では、小麦よりも大麦の方が一般的で、大麦を米に混ぜて食べます」

　西洋は小麦中心の食文化、それに対して、東洋は米中心の食文化である。違いは雑穀の名づけ方にも表われている。Japanese millet, foxtail millet, common millet の3種は英語では millet(雑穀)という名前を共有しているが、日本語ではヒエ、アワ、キビというそれぞれ独自

の名前がある。逆に、barley, wheat, rye の３種は英語ではそれぞれ異なる名前を持っているが、日本語では問16 エ 1. 一緒くたにされている。barley は「大麦」（文字通りには「大きい麦」）、wheat は「小麦」（「小さな麦」）、rye は「ライ麦」と呼ばれる。こういった例は、雑穀の栽培の進化の仕方や人々の食事における雑穀の重要性の違いを 問9(5) 3. 反映している。

②

〔解答〕

問21：4　問22：3　問23：1　問24：2
問25：5　問26：3　問27：2　問28：3
問29：7　問30：6　問31：3　問32：4
問33：3　問34：4　問35：2　問36：2

〔出題者が求めたポイント〕
空所補充、単語、整序問題（語句）
空所補充問題は全訳の当該箇所参照
問26. 1「創造的な」　2「望ましい」
3「意図的な」　4「主要な」
問28. 1「ほとんどきれいでない」　2「寂しく見える」
3「存在していない」　4「ひどく間違った」
問29 ～ 30. (Highway and street) engineers are (now) more aware than (ever before) of (the) importance (of designing safe automobile routes.)
問31. A is responsible for B「A が原因で B が生じる」
問32 ～ 33. (Other laws are) being changed (with) stricter (penalties for) those who (are) caught (drinking and driving.)
問34. 1「免除されている」は最終文に矛盾。
2. 第２文の仮定法過去が正しく読めていない。
3. 第４文からこのように言えるわけではない。
4 が第１文に一致。

〔全訳〕
自動車事故を予防し、事故に巻き込まれた人々の負傷・死亡のリスクを減らそうとする取り組みが進行中である。こうした取り組みの中心となる要素は、車両、高速道路、ドライバー、そして、法律である。

車両要素は、自動車の設計とメンテナンスに関係がある。自動車のバンパー、フロントエンド、ステアリングコラム（ハンドルの主軸部分）が事故の衝撃を吸収できるように設計されている場合、負傷者数・死亡者数は 問21 (A) 4. 減少する。人の乗る空間に埋め込み型のノブや重い詰め物があることが、安全のためには重要である。

エアバッグは、一部の車両のオプション装備である。エアバッグの利点の１つは、ドライバーがエアバッグを使う 問26 意識的な 努力をしなくてよいことである。ほとんどの場合、ドライバーはシートベルトを締めなくてはならない。シートベルトの効果は 問22 (B) 3. 証明されているにもかかわらず、ドライバーの大半は使っていない。多くの車両は衝撃吸収帯を使って作られており、正面衝突の場合に衝撃を吸収して、ドライバーや同乗者の負傷を軽減できる。急ブレーキ時の車輪ロックを

防止するブレーキ・システム（ABS）は現在、事故防止の補助手段として認められている。ABS は、ブレーキが急に 問23 (C) 1. 使われた時、車がまっすぐ止まるのに役立つ。ブレーキは急に止まる時に、車輪をロックしない。

高速道路も自動車の安全性に一役買っている。諸研究によれば、ある種の道路の 問27 (X) 2. 特徴で自動車事故は起こりやすい。その例には、急カーブ、急斜面、路面のくぼみ、そして、対向車線を分離する中央分離帯の欠如、などがある。都会の道路では、覆われ（て見えなくなっ）た看板、看板が 問28 存在しないこと、暗い街灯によって、事故率が上昇する。問29 ～ 30 高速道路技術者、および道路技術者たちは今日、安全な自動車道を設計することの重要性を以前よりも深く自覚している。

自動車事故で最も重要な要素は、ドライバーである。自動車ドライバーが安全性を高められる方法がいくつかある。アルコールが 問31 3. 原因で、自動車関連事故の半数は生じている。飲酒運転に反対する多くのグループ、たとえば、飲酒運転に反対する母親の会（MADD）や飲酒運転に反対する学生の会（SADD）は、議員たちに 問24 (D) 2. 圧力をかけて、飲酒運転に関連する法案の違反者に関するより厳しい法律を制定しようとしている。こういったグループの圧力を通じて、多くの州では、法的な酩酊状態を示す血中アルコール濃度の引き下げを検討中である。問32 ～ 33 飲酒運転をしていて捕まる人たちがより厳しい罰則を受けるように、その他の法律が改正されつつある。

多くの自動車事故で、バルビツール、アンフェタミン、マリファナなどのドラッグの使用が 問25 (E) 5. 疑われている。こういったドラッグの効果は、ドライバーにとっても、その他の人々にとっても、危険となりうる。

問34 毎年、シートベルトの着用を義務づける法律を施行する州が増えている。研究によれば、ドライバーや同乗者がシートベルトを着用していれば、毎年 10,000 ～ 16,000 人の生命が助かるはずである。チャイルドシートの自動車での使用を義務づける法律も多くの州で施行されている。こういった法律がある場合、一定の体重（通常 40 ポンド〔≒18 kg〕）未満かつ／または一定の年齢未満の子供は、チャイルドシートで適切に固定しなくてはならない。病院、保健担当部署、その他の機関の中には、幼児のいる家庭に対して、最低費用または無料でチャイルドシートを使えるようにしているところもある。多くの病院には、新生児が退院して初めて帰宅する時にチャイルドシートで固定することを義務づける規則がある。

自動車に加えて、他の車両も 問31 3. 原因で、多くの負傷や死亡が生じている。オートバイの運転者は事故で死ぬリスクが激増するので、安全運転をする必要がある。すべての車を 問35 (Y) 2. 潜在的危険物として見るべきであり、ヘルメットの着用は欠かせない。オートバイの運転者の中には、ヘルメットを義務づける法律は彼ら個人の自由を侵害すると主張する者もいる。彼らの 問36 (Z) 2. 主張するところによれば、彼らがヘルメッ

トを着用しないという選択によって、他の人々が危険に
さらされてはいない。しかし、事故を起こした運転者の
医療費は、家族や社会が負担しなくてはならないのであ
る。

3

〔解答〕

問37：2　　問38：4　　問39：1　　問40：3
問41：1　　問42：4

〔出題者が求めたポイント〕

空所補充、整序問題(語句)

空所補充問題は全訳の当該箇所参照

問41～42. (It's) nice for all of us to eat together, but
you realize that the company is doing this in hopes
of increasing our (productivity, right?)

〔全訳〕

ケイスケ：今日のチームランチはどこに行くの？

サンディ：次の交差点の角にあるステーキハウスよ。

ケイスケ：おっ、問37［A］2. ずっとあのレストランで
　　　　食べたかったんだ。それまで間食を我慢しな
　　　　くちゃいけないかもな。チョー腹ペコで行き
　　　　たいからね！

サンディ：まだ10時よ、ケイスケ。やらなきゃいけな
　　　　い仕事がたくさんあるわよ。果物か何か食べ
　　　　て、ランチまでしのいだら？

ケイスケ：そうだね、そうするよ。でも、チームランチっ
　　　　ていいアイデアだよね。どこで食べたいか自
　　　　由に決めていいし、全部、会社の費用負担だ
　　　　し。

サンディ：それが大事なのよ。そうじゃないと、問38
　　　　［B］4. 普段みたいに自分たちでランチを
　　　　買って、みんな一人一人で食べることになる
　　　　だから。ところで、来月のレストランを決め
　　　　るのはあなたの番よ。

ケイスケ：いいねぇ！　問39［C］1. 提案できる場所は
　　　　山ほどあるよ。

サンディ：問41～42 (X) 皆で一緒に食事するのは素晴
　　　　らしいことだわ。でも会社は社員の生産性が
　　　　高まることを期待してやっていることはわ
　　　　かっているわよね。

ケイスケ：あぁ、もちろんさ。どんなつもりであれ、タ
　　　　ダメシはいつでもありがたいよ。

サンディ：そうね。みんなの多忙な生活の新しい情報を
　　　　得る大チャンスだしね。問40［D］3. こな
　　　　いだのチームランチがなければ、ジュンコの
　　　　離婚なんて知らなかったわ。

4

〔解答〕

問43：4　　問44：7　　問45：1　　問46：7
問47：5　　問48：7　　問49：8　　問50：5

〔出題者が求めたポイント〕

整序問題(語句)

問43～44. (You) had better roast the meat until the
top is (brown.)

問45～46. (We) should keep the medicine out of
the reach of our (children.)

問47～48. (It) doesn't matter to me whether Tom
buys (the new car.)

問49～50. (She did) an excellent job of raising two
sons within (her limited income.)

化　学

解答　29年度

推　薦

1

〔解答〕

問1　(5)　問2　(3)　問3　(2)

〔出題者が求めたポイント〕

化学結合と結晶，非金属元素（ハロゲン），溶液の性質（コロイド）

〔解答のプロセス〕

問1　(a)　誤：固体（結晶）状態では，イオンが移動しないため，電気伝導性は示さない。

(b)　正：ドライアイスは二酸化炭素分子が，分子間力により，結晶化した固体である。

(c)　誤：黒鉛は共有結合の結晶で，炭素原子の4個の価電子のうち，3個を共有結合に用いている。残った1個の価電子が，移動できるため，電気伝導性を示す。

(d)　正：構成粒子の配列が規則的な固体を結晶，不規則な固体を非晶質（アモルファス）という。

問2　(a)　正：最外殻電子が価電子で，7個ある。

(b)　誤：第2周期の元素のうち，第1イオン化エネルギーが最も大きいのはネオンである。

(c)　誤：塩化物イオンはアルゴンと同一の電子配置，ナトリウムイオンはネオンと同一の電子配置である。

(d)　正：ハロゲンの単体の酸化力は原子番号が小さいほど大きくなる。

酸化力の大小…$F_2 > Cl_2 > Br_2 > I_2$

よって，

$2KI + Br_2 \longrightarrow 2KBr + I_2$

より，ヨウ素が生成する。

問3　(a)　正：コロイド粒子表面は正または負に帯電しており，その反発力により，分散している。

(b)　誤：流動性のあるコロイドをゾル，ないコロイドをゲルという。

(c)　正：凝析はコロイド表面の電荷とは反対の符号で価数が大きいほど効果が高い。水酸化鉄(Ⅲ)のコロイドは表面が正に帯電しており，$Na_2SO_4(SO_4^{2-})$の方が，$NaCl(Cl^-)$よりも少ない物質量で凝析させることができる。

(d)　誤：コロイド粒子は，直径10^{-9} m ～ 10^{-7} m 程度の大きさで，ろ紙は通過できるが，半透膜は通過できない。

2

〔解答〕

問4　(8)　問5　(5)　問6　(4)

〔出題者が求めたポイント〕

典型金属元素（アルカリ土類金属元素の反応，性質）

〔解答のプロセス〕

問4　(a)　正：Ca（橙赤），Sr（深赤），Ba（黄緑）の炎色反応を示す。なお，Be, Mg は炎色反応を示さない。

(b)　正：いずれの単体も常温で水と反応し，水素を発生する。

(c)　誤：いずれの硫酸塩も水に難溶性である。

(d)　正：いずれの水酸化物も強塩基性である。

問5　石灰石の主成分は炭酸カルシウム $CaCO_3$ である。

$$CaCO_3 \xrightarrow{\text{強熱}} CaO + CO_2$$

生じた酸化カルシウム CaO を生石灰という。

問6　溶液の凝固点降下度 Δt (K) は，質量モル濃度 m (mol/kg) に比例する。

$$CaCl_2 \longrightarrow Ca^{2+} + 2Cl^-$$

となることに注意する。必要な $CaCl_2$（式量111）を x (kg) とおくと $\Delta t = K_f m$ より，

$$5 = 1.85 \times \frac{\dfrac{x \times 10^3}{111} \times 3}{10}$$

$$x = 1.0 \text{ (kg)}$$

3

〔解答〕

問7　(4)　問8　(6)　問9　(3)　問10　(1)

〔出題者が求めたポイント〕

濃度（標準溶液の調整），中和を塩（中和滴定）

〔解答のプロセス〕

問7　必要なシュウ酸は

$$0.0500 \text{ (mol/L)} \times \frac{50}{1000} \text{ (L)} = 2.50 \times 10^{-3} \text{ (mol)}$$

なので，シュウ酸二水和物（式量126）も 2.50×10^{-3} mol 必要。

$$126 \text{ (g/mol)} \times 2.50 \times 10^{-3} \text{ (mol)}$$
$$= 315 \times 10^{-3} \text{ (g)}$$
$$= 315 \text{ (mg)}$$

メスシリンダーは精度が低いため，標準溶液の調整にはメスフラスコを用いる。

問8　NaOHaq を x mol/L とおくと，

$$0.0500 \text{ (mol/L)} \times \frac{25.0}{1000} \text{ (L)} \times 2$$
$$= x \text{ (mol/L)} \times \frac{25.5}{1000} \text{ (L)} \times 1$$

$$x = \frac{1}{10.2} = 0.09803 \fallingdotseq 0.0980 \text{ (mol/L)}$$

問9

$$(H_2SO_4 \text{ 由来の } H^+ \text{ の mol}) + (HCl \text{ 由来の } H^+ \text{ の mol})$$
$$= (NaOH \text{ 由来の } OH^- \text{ の mol})$$

の関係が成立するので，求める希硫酸の濃度を $y\,\mathrm{mol/L}$ とおけば，

$$y \times \frac{12.0}{1000} \times 2 + 0.0500 \times \frac{20.4}{1000} \times 1$$

$$= 0.09803 \times \frac{30.0}{1000} \times 1$$

$$y = 0.08004 \fallingdotseq 0.0800\ (\mathrm{mol/L})$$

問10 (a) 正：ホールピペットは使用する溶液で共洗い後，ぬれたまま使用してよい。

(b) 正：コニカルビーカーは水で洗浄後，ぬれたまま使用してよい。

(c) 誤：弱酸のシュウ酸と強塩基の水酸化ナトリウムの中和なので，中和点において生じるシュウ酸ナトリウムが加水分解し弱塩基性を示すことから，指示薬はフェノールフタレインを使用する。

(d) 誤：ビュレットは使用する溶液で共洗いしなければならない。

4

〔解答〕

問11 (7)　　問12 (2)　　問13 (5)

〔出題者が求めたポイント〕

気体の性質，反応の速さと化学平衡

〔解答のプロセス〕

問11　問題の量的関係は次のようになる。

	$\mathrm{X_2}$	$+$	$\mathrm{Y_2}$	$\rightleftharpoons$	$2\mathrm{XY}$	
反応前	2.0		2.0		0	(mol)
反応	-0.5		-0.5		$+1.0$	
平衡時	1.5		1.5		1.0	

平衡時，容器内には

$$1.5 + 1.5 + 1.0 = 4.0\ (\mathrm{mol})$$

気体が存在するので，$PV = nRT$ より，全圧は

$$P = \frac{4.0 \times 8.3 \times 10^3 \times (27+273)}{2.0} = 4.98 \times 10^6$$

$$\fallingdotseq 5.0 \times 10^6\ (\mathrm{Pa})$$

問12　求める平衡定数を K とおくと，平衡時のモル濃度より，

$$K = \frac{[\mathrm{XY}]^2}{[\mathrm{X_2}][\mathrm{Y_2}]}$$

$$= \frac{\left(\dfrac{1.0}{2.0}\right)^2}{\left(\dfrac{1.5}{2.0}\right)\left(\dfrac{1.5}{2.0}\right)} = \frac{4}{9}$$

問13　XY を追加後，新たに $\mathrm{X_2}$ が $x\,\mathrm{mol}$ 生成したとすれば，量的関係は次のようになる。

	$\mathrm{X_2}$	$+$	$\mathrm{Y_2}$	$\rightleftharpoons$	$2\mathrm{XY}$	
追加直後	1.5		1.5		$1.0 + 1.0$	(mol)
反応	$+x$		$+x$		$-2x$	
新たな平衡時	$1.5+x$		$1.5+x$		$2.0-2x$	

温度一定であることより，問12で求めた平衡定数は変わらないから，

$$K = \frac{[\mathrm{XY}]^2}{[\mathrm{X_2}][\mathrm{Y_2}]}$$

$$= \frac{\left(\dfrac{2.0-2x}{2.0}\right)^2}{\left(\dfrac{1.5+x}{2.0}\right)\left(\dfrac{1.5+x}{2.0}\right)} = \frac{4}{9}$$

$$\left(\frac{2.0-2x}{1.5+x}\right)^2 = \frac{4}{9}$$

$0 < x < 1.0$　より，$\dfrac{2.0-2x}{1.5+x} > 0$　なので，

$$\frac{2.0-2x}{1.5+x} = \frac{2}{3}\quad \therefore\quad x = \frac{3}{8}\ (\mathrm{mol})$$

よって，容器内に存在する $\mathrm{X_2}$ の物質量は，

$$1.5 + \frac{3}{8} = \frac{15}{8}\ (\mathrm{mol})$$

5

〔解答〕

問14 (7)　　問15 (4)　　問16 (1)

〔出題者が求めたポイント〕

電池と電気分解（$\mathrm{CuCl_2}$ aq の電気分解，鉛蓄電池），陽イオンの沈殿

〔解答のプロセス〕

問14　各極板の反応は次の通り。

$$\mathrm{CuCl_2\,aq}\begin{cases}（陰極）：\mathrm{Cu^{2+} + 2e^- \longrightarrow Cu}\\（陽極）：\mathrm{2Cl^- \longrightarrow Cl_2 + 2e^-}\end{cases}$$

よって，陰極で $\mathrm{Cu^{2+}}$ が消費されるため，$\mathrm{CuCl_2}$ の濃度は低下する。水溶液の体積変化がないことから，

$$（消費された \mathrm{CuCl_2}）= (0.430 - 0.405) \times \frac{800}{1000}$$

$$= 2.00 \times 10^{-2}\ (\mathrm{mol})$$

$\mathrm{Cu^{2+}}$ が 2.00×10^{-2} mol 消費されたので，流れた電子は，陰極の反応式より，

$$2.00 \times 10^{-2} \times 2 = 4.00 \times 10^{-2}\ (\mathrm{mol})$$

$\mathrm{e^-} = \dfrac{I \times t}{F}$ の関係式より，電気分解を行った時間 t（秒）は

$$t = \frac{e^- \times F}{I} = \frac{4.00 \times 10^{-2} \times 9.65 \times 10^4}{0.500}$$

$$= 7720\ （秒）$$

問15 (a) 誤：正極は酸化鉛(IV)$\mathrm{PbO_2}$ を使用する。鉛原子の酸化数は $+4$ である。

(b) 誤：放電のとき，正負両極ともに $\mathrm{PbSO_4}$ が析出する。

(c) 誤：充電のとき，放電とは逆向きの反応がおこる。

$$\mathrm{PbSO_4 + 2e^- \longrightarrow Pb + SO_4^{2-}}$$

よって，還元反応がおこる。

(d) 正：鉛蓄電池全体の反応式

$$\mathrm{Pb + PbO_2 + 2H_2SO_4 \xrightarrow{放電} 2PbSO_4 + 2H_2O}$$

より，溶質である $\mathrm{H_2SO_4}$ が消費され，溶媒である $\mathrm{H_2O}$ が生成するので，電解液の希硫酸の濃度は低下する。

問16 (a) 正：ともに難溶性の塩を生じる。

$$Ag^+ + Cl^- \longrightarrow AgCl \downarrow (白色)$$
$$Pb^{2+} + 2Cl^- \longrightarrow PbCl_2 \downarrow (白色)$$

(b) 誤：Ag^+ の水溶液からは酸化物が生成する。

$$2Ag^+ + 2OH^- \longrightarrow Ag_2O \downarrow + H_2O$$
$$(暗褐色)$$

なお，Cu^{2+} の水溶液からは水酸化物が生成する。

$$Cu^{2+} + 2OH^- \longrightarrow Cu(OH)_2 \downarrow$$
$$(青白色)$$

(c) 誤：さらに加えると沈殿が溶けるのは，Zn^{2+} の水溶液のみ。

$$Al^{3+} + 3OH^- \longrightarrow Al(OH)_3 \downarrow$$
$$\underset{NH_3aq 由来}{} \quad (白色)$$

※ NH_3 は弱塩基であるため，$[Al(OH)_4]^-$ の錯イオンは生じない。

$$Zn^{2+} + 2OH^- \longrightarrow Zn(OH)_2 \downarrow$$
$$\underset{NH_3aq 由来}{} \quad (白色)$$

$$Zn(OH)_2 + 4NH_3 \longrightarrow [Zn(NH_3)_4]^{2+} + 2OH^-$$

(d) 誤：硫化物の沈殿を生じるのは Cu^{2+} の水溶液のみ。

$$Cu^{2+} + S^{2-} \longrightarrow CuS \downarrow$$
$$(黒色)$$

Ca^{2+} はどんな液性でも S^{2-} と沈殿を作らない。

6

〔解答〕

問17 (9)　　問18 (5)

〔出題者が求めたポイント〕

気体の発生法，芳香族化合物

〔解答のプロセス〕

問17 (a) 正：濃硫酸の脱水作用による。

$$HCOOH \longrightarrow CO \uparrow + H_2O$$

(b) 誤：エタンではなくメタンの製法。

$$CH_3COONa + NaOH \longrightarrow CH_4 \uparrow + Na_2CO_3$$

(c) 正：

$$\underset{カーバイド}{CaC_2} + 2H_2O \longrightarrow C_2H_2 \uparrow + Ca(OH)_2$$

(d) 正：

2 〈フェノール〉OH + 2Na ⟶ 2 〈フェノール〉ONa + H₂↑

問18 (a) 誤：付加反応がおこる。

ヘキサクロロ
シクロヘキサン

(b) 正：スルホン化（置換反応）がおこる。

(c) 誤：酸化反応がおこる。

〈トルエン〉CH₃ $\xrightarrow{KMnO_4}$ 〈安息香酸〉COOH

トルエン　　　　　　安息香酸

(d) 正：ジアゾカップリング反応がおこる。

7

〔解答〕

問19 (8)　　問20 (2)　　問21 (4)　　問22 (3)

〔出題者が求めたポイント〕

脂肪族化合物（エタノール関連化合物，エステル $C_7H_{14}O_2$ の構造決定）

〔解答のプロセス〕

1. $CH_2=CH_2 \xrightarrow{酸化} \underset{A(アセトアルデヒド)}{CH_3CHO}$

2. $CH_2=CH_2 \xrightarrow[付加]{水} \underset{B(エタノール)}{CH_3-CH_2-OH}$

3. $\underset{B}{エタノール} \xrightarrow{酸化} \underset{A}{アセトアルデヒド} \xrightarrow{酸化} \underset{C(酢酸)}{CH_3COOH}$

4. $2CH_3COOH + Ca(OH)_2 \xrightarrow{中和} (CH_3COO)_2Ca + 2H_2O$

$$(CH_3COO)_2Ca \xrightarrow{乾留} CaCO_3 + \underset{D(アセトン)}{CH_3COCH_3}$$

アセトンはクメン法の副生成物である。

5～7. アルケン G をオゾン分解すると，A（アセトアルデヒド）と D（アセトン）が生成することから，

アルコール F の分子内脱水により，アルケン G が得られたことから，アルケン G に水を付加した化合物が，アルコール F。考えられるアルコールは次の2つ。

（炭素骨格のみ示す。C* は不斉炭素原子。）

化合物 E が不斉炭素原子をもたないことから，化合物 F も不斉炭素原子をもたないので，アルコール F は①の構造とわかる。

F の分子式が $C_5H_{12}O$ であることから，

$$\underset{E}{C_7H_{14}O_2} + H_2O \xrightarrow{加水分解} \boxed{酸性物質} + C_5H_{12}O$$

∴ $\boxed{酸性物質} = C_2H_4O_2$ で酢酸とわかる。

問19 (a) 正：アルデヒド基を有するので銀鏡反応に陽性。

(b) 正：不安定なビニルアルコールを経て，アセトアルデヒドを生ずる。

$$CH \equiv CH \xrightarrow[\text{付加}]{\text{水}} \underset{\substack{\text{ビニルアルコール} \\ (\text{不安定})}}{CH_2=CH-OH} \longrightarrow \underset{\substack{\text{アセトアルデヒド} \\ (A)}}{CH_3CHO}$$

(c) 誤：フェーリング反応はアルデヒド基の検出反応。B(エタノール)はアルデヒド基をもたない。

(d) 正：アルコール発酵の反応

$$\underset{}{C_6H_{12}O_6} \xrightarrow{\text{チマーゼ}} \underset{(B)}{2C_2H_5OH} + 2CO_2\uparrow$$

により，グルコースから B(エタノール)は得られる。

問20 (a) 正：カルボン酸の検出反応。

$$\underset{(C)}{CH_3COOH} + NaHCO_3 \xrightarrow[\substack{\text{弱酸} \\ \text{遊離反応}}]{} CH_3COONa + H_2O + CO_2$$

(b) 誤：C は酢酸である。
メタノールとサリチル酸の縮合より，サリチル酸メチルは得られる。

(c) 正：D(アセトン)はヨードホルム反応陽性の化合物である。

$$CH_3\!-\!\underset{\substack{|| \\ O}}{C}\!-\!CH_3 + 3I_2 + 4NaOH$$
$$\longrightarrow \underset{\substack{\text{ヨードホルム} \\ (\text{黄色})}}{CHI_3\downarrow} + CH_3COONa + 3NaI + 3H_2O$$

(d) 誤：D(アセトン)は 2-プロパノールの酸化により生成する。なお，1-プロパノールを酸化すると，プロピオンアルデヒドが得られる。

問21 化合物 E は，酢酸とアルコール F とのエステルなので，

$$CH_3\!-\!\underset{\substack{|| \\ O}}{C}\!-\!O\text{-}H + H\text{-}O\!-\!\underset{\substack{| \\ CH_3}}{\overset{CH_3}{C}}\!-\!CH_2\text{-}CH_3$$

$$\longrightarrow \underset{E}{CH_3\!-\!\underset{\substack{|| \\ O}}{C}\!-\!O\!-\!\underset{\substack{| \\ CH_3}}{\overset{CH_3}{C}}\!-\!CH_2\text{-}CH_3} + H_2O$$

問22 (a) 正：F の分子式は $C_5H_{12}O$。
この分子式をもつアルコールのうち，不斉炭素原子を有する構造は次の3つ。

$$\underset{\substack{| \\ OH}}{C\text{-}C\text{-}C\text{-}\overset{C}{\overset{|}{C}^*\text{-}C}} \quad \underset{\substack{| \\ OH}}{C\text{-}\overset{C}{\overset{|}{C}^*\text{-}C\text{-}C}} \quad \underset{\substack{| \\ OH}}{C\text{-}C\text{-}\overset{C}{\overset{|}{C}^*\text{-}C}}$$

(炭素骨格のみ示す。C*は不斉炭素原子。)

(b) 誤：アルコール F は第3級アルコールであるため，酸化されにくい。

(c) 誤：シス-トランス異性体はない。

化合物 G

$$\underset{H}{\overset{H_3C}{>}}C=C\underset{CH_3}{\overset{CH_3}{<}}$$

(d) 正：付加反応は次の通り

$$\underset{\boxed{G}}{C\text{-}\overset{C}{\overset{|}{C}}=C\text{-}C} \xrightarrow[\text{付加}]{Br_2} C\text{-}\overset{C}{\overset{|}{C}^*}\text{-}\underset{Br}{\overset{|}{C}}\text{-}\underset{Br}{\overset{|}{C}}\text{-}C$$

8

〔解答〕

問23 (4)　　問24 (8)　　問25 (10)

〔出題者が求めたポイント〕

脂肪族化合物(油脂とセッケン)

〔解答のプロセス〕

問23 オレイン酸は炭素間二重結合を1つ含む高級脂肪酸なので，油脂 A 1mol に含まれる炭素間二重結合は 3mol である。よって，油脂 A 1mol に付加する H_2 も 3mol となる。

$$\underset{\text{油脂 A (分子量884)}}{C_3H_5(OCOC_{17}H_{33})_3} + 3H_2 \longrightarrow \underset{\text{油脂 B(分子量890)}}{C_3H_5(OCOC_{17}H_{35})_3}$$

反応した H_2 の体積(mL)は，

$$\underset{\substack{\text{油脂} \\ A(\text{mol})}}{\frac{2.21\text{ g}}{884}} \times \underset{\substack{H_2(\text{mol})}}{3} \times \underset{(\text{L})}{22.4} \times \underset{(\text{mL})}{10^3}$$

$$= 168(\text{mL})$$

問24 油脂 B はステアリン酸のグリセリンエステルである。けん化の反応式は，

$$C_3H_5(OCOC_{17}H_{35})_3 + 3NaOH$$
$$\longrightarrow C_3H_5(OH)_3 + \underset{\substack{\text{グリセリン} \qquad \text{セッケン C(分子量306)}}}{3C_{17}H_{35}COONa}$$

よって，得られるセッケン C の質量(g)は，

$$\underset{\substack{\text{油脂} \\ B(\text{mol})}}{\frac{1.78\text{ (g)}}{890}} \times \underset{\substack{\text{セッケン} \\ C(\text{mol})}}{3} \times \underset{(\text{g})}{306}$$

$$= 1.836 \fallingdotseq 1.84 \text{ (g)}$$

問25 (a) 誤：不飽和結合を含む油脂 A は飽和している油脂 B に比べて分子間力が小さいので融点は低くなる。

(b) 正：

(c) 正：Ca^{2+} や Mg^{2+} を多く含む水(硬水という)の中では，セッケンは難溶性の塩を生成してしまうため，洗浄力が低下する。

(d) 正：

$$\underset{\text{セッケン C}}{C_{17}H_{35}COONa} + HCl \longrightarrow \underset{\substack{\text{脂肪酸 D} \\ (\text{ステアリン酸})}}{C_{17}H_{35}COOH} + NaCl$$

高級脂肪酸であるステアリン酸は水にほとんど溶けない。グリセリンは親水性であるヒドロキシ基を3つ有するので，水によく溶ける。

平成28年度

問 題 と 解 答

英　語

問題　　　　　　　28年度

【 1 】 次の英文を読んで，**問 1 ～ 問 1 6** に答えよ。番号①～⑥はパラグラフを示す。

（３２点）

① One of life's simple pleasures just got a little sweeter.　After years of *waffling research on coffee and health, even some that fears *java might raise the risk of heart disease, a big study finds the opposite: Coffee drinkers are a little more likely to live longer.　Regular or *decaf doesn't matter.

　（*注　waffling：どっちつかずの　　java：コーヒー　　decaf：カフェイン（caffeine）抜きのコーヒー）

② The study of 400,000 people is [　　　A　　　] and the results should reassure any coffee lovers who think it's a guilty pleasure that may do harm.　"Our study suggests that's really not the (　1　)," said lead researcher Neal Freedman of the *National Cancer Institute.　"There may actually be a | modest | benefit of coffee drinking."　No one knows why.　Coffee contains a thousand things that can affect health, from helpful *antioxidants to tiny amounts of substances linked to cancer. The most widely studied ingredient—caffeine—didn't play a (　2　) in the new study's results.　It's not that earlier studies were wrong.　There is evidence that coffee can raise LDL, or bad cholesterol, and blood pressure at least short term, and those in (　3　) can raise the risk of heart diseases.

　（*注　National Cancer Institute：（米）国立がん研究所　　antioxidants：抗酸化物質）

③ Even in the new study, it first seemed that coffee drinkers were more likely to die at any given time.　But they also tended to smoke, drink more alcohol, eat more red meat and exercise less than [　　　B　　　].　Once researchers took those things into (　4　), a clear pattern emerged: Each cup of coffee per day *nudged up the chances of living longer.　The study was done by the *National Institutes of Health and the *American Association of Retired Persons (AARP). The results are published in the *New England Journal of Medicine*.　Careful, though—this doesn't prove that coffee makes people live longer, only that the two related. Like most studies on diet and health, this one was based strictly on [C   ]. So it can't prove cause and effect.

(*注　nudge：軽くつつく　　National Institutes of Health：(米) 国立衛生研究所 American Association of Retired Persons (AARP)：全米退職者協会)

④ The new study began in 1995 and involved AARP members aged 50 to 71 in California, Florida, Louisiana, New Jersey, North Carolina, Pennsylvania, and Atlanta and Detroit. People who had heart disease, a *stroke or cancer weren't included. │Neither│ were *folks at diet extremes—too many or too few calories per day. The rest gave information on coffee drinking once, at the start of the study. "[D   ] in their coffee drinking over their lifetime," so the single measure shouldn't be a big limitation, Freedman said.

(*注　stroke：脳卒中　　folks：人々)

⑤ Of the 402,260 participants, about 42,000 drank no coffee. About 15,000 drank six cups or more a day. Most people had two or three. By 2008, about 52,000 of them had died. (X   ). For women, it was 13 percent. Even a single cup a day seemed to lower risk a little: 6 percent in men and 5 percent in women. The strongest effect was in women who had four or five cups a day—a 16 percent lower risk of death. None of these are big numbers, though, and Freedman can't say how much extra life coffee might buy. "I really can't (Y) that," especially because smoking is a key factor that affects *longevity at every age, he said.

(*注　longevity：寿命)

⑥ Coffee drinkers were less likely to die from heart or *respiratory disease, stroke, *diabetes, injuries, accidents or infections. No (Z) was seen on cancer death risk, though. The strongest benefits of coffee drinking were seen in people who were healthiest when the study began.

(*注　respiratory：呼吸器の　　diabetes：糖尿病)

問1：第①パラグラフ中の下線部 <u>Regular or decaf doesn't matter.</u> の意味として最も適切なものを次から選べ。

    1. Regular coffee and decaf coffee are different from each other.

    2. Telling regular from decaf in coffee does not solve the problem.

    3. Whether the coffee is regular or decaf is not important.

    4. Neither regular coffee nor decaf coffee affects people's health.

マーク式解答欄　1

問2〜問5：第②〜④パラグラフ中の [　　A　　] 〜 [　　D　　] に入れるべき最も適切な表現を次から選び，その番号をマークせよ。各表現は1回ずつ使用せよ。なお，文頭に来る語の頭文字も小文字で示している。

    1. people who don't drink coffee

    2. observing people's habits and resulting health

    3. people are fairly consistent

    4. the largest ever done on the issue

問2：[　　A　　] に入れるべき表現はどれか。

マーク式解答欄　2

問3：[　　B　　] に入れるべき表現はどれか。

マーク式解答欄　3

問4：[　　C　　] に入れるべき表現はどれか。

マーク式解答欄　4

問5：[　　D　　] に入れるべき表現はどれか。

マーク式解答欄　5

問６～問９：　第②，第③パラグラフ中の（　　1　　）～（　　4　　）に入れるべき最も適切な語を次から選べ。各語は１回ずつ使用せよ。

　　　　1. account　　　　2. turn　　　　3. case　　　　4. role

　問６：（　　1　　）に入れるべき語はどれか。　　　　マーク式解答欄　　6

　問７：（　　2　　）に入れるべき語はどれか。　　　　マーク式解答欄　　7

　問８：（　　3　　）に入れるべき語はどれか。　　　　マーク式解答欄　　8

　問９：（　　4　　）に入れるべき語はどれか。　　　　マーク式解答欄　　9

問１０：第②パラグラフ中の　modest　の意味として最も適切なものを次から選べ。

　　　1. not excessive in degree
　　　2. skilled in cooking
　　　3. giving one a feeling of enjoyment
　　　4. showing much confidence and hope

　　　　　　　　　　　　　　　　　　マーク式解答欄　　1 0

問１１：第③パラグラフ中の下線部 this doesn't prove that coffee makes people live longer, only that the two related のどこかに，動詞 seem を挿入するとすれば，どの場所が最も適切か。次から選べ。

　　　1. only と that の間　　　　2. doesn't と prove の間
　　　3. live と longer の間　　　　4. two と related の間

　　　　　　　　　　　　　　　　　　マーク式解答欄　　1 1

問１２：第④パラグラフ中の Neither と同じ使い方の neither を含む文を次から１つ
選べ。

    1. Neither songs made me feel happy.

    2. Neither of the stories were interesting.

    3. He was not satisfied with the course, and neither was I.

    4. Shota and Ayaka promised to meet me, but neither has come yet.

マーク式解答欄　１２

問１３〜問１４：第⑤パラグラフ中の（　　　　　X　　　　　）が，次の日本文に相当
する英文になるように，最も適切な語（句）を下の 1. 〜 9. の選択肢から選んで文中
の（　　　）を埋めるとき，英文中の（　　X-1　　）と（　　X-2　　）に入れるべ
き選択肢はどれか。その番号を答えよ。各語（句）は１回ずつ使用せよ。ただし，使
用しないものもある。

「コーヒーを全く飲まない人たちに比べると，１日に２，３杯飲む男性は，どの年
齢でも死亡する割合が１０％も低くなる傾向があった。」

Compared to (　　　　　)(　　X-1　　)(　　　　　), men (　　　　　)(　　　　　)
(　　　　) a day (　　　　)(　　X-2　　) less likely to die at any age.

    1. ten percent   2. drank   3. had two or three

    4. who   5. people   6. those who

    7. no coffee   8. cups   9. were

問１３：（　　X-1　　）に入れるべき語（句）はどれか。

マーク式解答欄　１３

問１４：（　　X-2　　）に入れるべき語（句）はどれか。

マーク式解答欄　１４

問15：第⑤パラグラフ中の (Y) に入れるべき最も適切な語を次から選べ。

    1. pay   2. sell   3. recommend   4. calculate

マーク式解答欄   15

問16：第⑥パラグラフ中の (Z) に入れるべき最も適切な語を次から選べ。

    1. coffee   2. effect   3. smoking   4. failure

マーク式解答欄   16

【 2 】次の英文を読んで，**問17～問31**に答えよ。番号①～④はパラグラフを示す。

（30点）

① The presentation of Japanese culture at the 1867 *World Expo in Paris gave rise to ‘Japonism’ in Europe, a kind of boom for all things Japanese. In particular, ‘ukiyo-e’ paintings of Japan exerted a great influence on *Impressionist painters. And now, in the 21st century, worldwide attention is drawn to our anime and comics, [A   ] of ukiyo-e.

（*注　World Expo：万国博覧会　　Impressionist：印象派）

② Japanese comics, [B   ] from American comics and French *bandes dessinees, are a form of entertainment enjoyed extensively by children and adults alike, and both men and women. The comics cover a wide range of [ア], from sports, school life, SF & fantasy, romance, business, war, and even social issues, and the manga artists now hold the same status as other writers. The Japanese animation or ‘anime’ industry has also developed, keeping pace with our comic culture. It has continuously produced more refined stories dealing with profound subjects and has [イ] their unique presentation and graphic techniques, on a low budget. ‘Candy Candy’ and ‘UFO Robo Grendizer’, [C   ], are also very popular abroad. Some works were a great hit overseas without even being known as ‘made in Japan’. But today, works by Studio Ghibli as well as ‘Pocket Monster’ and ‘Dragon Ball’ not only earn high praise as ‘Japanese anime’, but also exert considerable influence on Hollywood movies.

（*注　bandes dessinees：〔こま割りの〕続き漫画）

③ At the same time, when discussing the contemporary anime and comic culture of Japan, we cannot overlook the existence of the *obsessed fans known as ‘Otaku’. Having an exhaustive knowledge about their favorite works, and always searching for related products, these ‘Otaku’ support the anime and comic industry as consumers or harsh critics. Just as ‘wabi’ and ‘sabi’ became key words for understanding Japanese culture, the term ‘moe’, [D   ] of the ‘Otaku’, has become a major key word for describing unique Japanese sentiment and taste.

(*注 obsessed：取りつかれた)

④ Here, we are ウ to introduce places to visit where you can *immerse yourself in the world of Japanese anime and comics.

(*注 immerse：〜を浸す)

Ghibli Museum, 15-min. walk or 5-min. by bus from Mitaka Sta. on JR Chuo Line (20 min. from Shinjuku Sta.), is the museum designed by Japan's top animator, Hayao Miyazaki who is known for "Princess Mononoke", "My Neighbor Totoro", the Academy Award winning "Spirited Away" (Best Animated Feature Film) and many other works. Open: 10:00-18:00. Closed on Tue., New Year's holiday & for *periodic maintenance. Admission: ¥1,000. You must book a reserved ticket which specifies the appointed date of the reservation in advance.

Tel: 0570-055-777 (Japanese only)

URL: http://www.ghibli-museum.jp/en/

JTB (travel agency) hosts Ghibli Museum Afternoon Tour with an English-speaking guide to the museum and its *vicinity every Mon., Wed. & Fri. Fee: Adults ¥6,000, Child ¥4,700. Minimum number of participants: 1. URL: http://www.jtb-sunrisetours.jp/

J-World Tokyo, 15-min. walk from Ikebukuro Sta. or Higashi-Ikebukuro Sta. on Tokyo Metro Yurakucho Line, is an indoor theme park featuring the world of Weekly Shonen Jump. There are attractions through which you can enjoy the world of the three most popular series in the history of Weekly Shonen Jump: "Dragon Ball", "One Piece", and "Naruto". Open: 10:00-22:00 (enter by 21:00). Admission: Adults (over 16 years) ¥1,300, Children (4-15 years) ¥1,000. As of July 2013 tickets may not be available at the door due to high popularity.

URL: http://www.namco.co.jp/tp/j-world/pdf/jw_guide.pdf

Sanrio Puroland, 5min. walk from Tama Center Sta. on Keio, Odakyu and Tama-monorail Lines, is an indoor theme park where Sanrio characters welcome you.　A parade and musical reviews are enjoyable.　Don't miss visiting Kitty's house.　Passport: Adult (over 18 years) ¥4,400, Youth (12-17 years) ¥4,000, Junior (4-11 years) ¥3,300.　Open: 10:00-17:00 (weekdays), 10:00-18:00 (Sat., Sun & holidays).　Please inquire opening dates and times before your visit.　Tel: 042-339-1111

URL: http://www.puroland.co.jp/english/welcom.html

(*注　periodic：定期的な　　vicinity：周辺)

問１７：第①パラグラフ中の　gave rise to　の意味として最も適切なものを次から選べ。

1. ascended　　2. caused　　3. changed　　4. displayed

マーク式解答欄　１７

問１８～問２１：第①～③パラグラフ中の [　　　A　　　] ～ [　　　D　　　] に入れるべき最も適切な表現を次から選び，その番号をマークせよ。各表現は１回ずつ使用せよ。

1. which are well known among the Japanese
2. which could be seen as the contemporary version
3. which developed differently
4. which refers to the enthusiasm

問１８：[　　　A　　　] に入れるべき表現はどれか。

マーク式解答欄　１８

問１９：[　　　B　　　] に入れるべき表現はどれか。

マーク式解答欄　１９

問２０：[　　　C　　　] に入れるべき表現はどれか。

問２１：[　　　D　　　] に入れるべき表現はどれか。

問２２：第②パラグラフ中の ［ ア ］ に入れるべき最も適切な語を次から選べ。

1. ages　　　2. expenses　　　3. occupations　　4. themes

問２３：第②パラグラフ中の ［ keeping pace with ］ の意味として最も適切なものを次から選べ。

1. coming down with　　　2. doing away with
3. going along with　　　4. putting up with

問２４：第②パラグラフ中の ［ イ ］ に入れるべき最も適切な語を次から選べ。

1. imported　　2. improved　　3. interrupted　　4. invaded

問２５：第③パラグラフ中の ［ overlook ］ の意味として最も適切なものを次から選べ。

1. ignore　　　2. inspect　　　3. request　　　4. supervise

問２６：第③パラグラフ中の下線部 <u>Having an exhaustive knowledge about their favorite works, and always searching for related products</u> を意味を変えずに書き換える場合に最も適切なものを次から選べ。

1. Although they have an exhaustive knowledge about their favorite works and always search for related products
2. Although they have had an exhaustive knowledge about their favorite works and always searched for related products
3. Since they have an exhaustive knowledge about their favorite works and always search for related products
4. Since they have had an exhaustive knowledge about their favorite works and always searched for related products

マーク式解答欄　２６

問２７：第④パラグラフ中の ウ に入れるべき最も適切な語を次から選べ。

1. confused　　2. envied　　3. made　　4. pleased

マーク式解答欄　２７

問２８～問３１：第④パラグラフの後に記された観光案内　（四角い枠の中）に関する次の各質問の最も適切な答えを選べ。

問２８：How much will the admission tickets cost for a seventeen-year-old student to visit both J-World Tokyo and Sanrio Puroland?

1. ¥5,000　　　　2. ¥5,300
3. ¥5,400　　　　4. ¥5,700

マーク式解答欄　２８

問２９ ：　Five elementary school children are planning to visit Ghibli Museum on Sunday afternoon, but they have only 3,000 yen.　How much money are they short?

1. ¥1,700   2. ¥2,000
3. ¥5,000   4. ¥20,500

マーク式解答欄　２９

問３０ ：　By what time do you have to arrive at Ikebukuro station to be in time for the last admission to the J-World Tokyo?

1. 8:45 p.m.   2. 9:00 p.m.
3. 9:45 p.m.   4. 10:00 p.m.

マーク式解答欄　３０

問３１ ：　Which of the following is true?　Select the best answer.

1. Kitty house is highly recommended to visit, but it is now temporarily closed.
2. It is required that you receive your reserved ticket at the door when you visit J-World Tokyo.
3. In order to enter Ghibli Museum, you need a dated ticket purchased beforehand unless you join a guided tour.
4. Sanrio Puroland opens at 10:00 and closes at 17:00 on Sundays in winter.

マーク式解答欄　３１

【３】次の英文は，転職を考えているエンジニアのアレックスと順子が就職面接について話す会話文である。この英文に関して，**問３２～問４０**に答えよ。　　（１８点）

Junko: I haven't been actively looking for a new job, but sure, I've looked at a few job postings.

Alex: Even you were considering other jobs!

Junko: Well, I wouldn't go as far as to say "considering" since I haven't really done anything, but [　　　A　　　].

Alex: So you haven't applied for any jobs?　You seem like you would do great in interviews.

Junko: No, I'm actually horrible at interviews.　[　　　B　　　]—especially if there are multiple interviewers.　I feel like I'm (　　1　　) *interrogated.

Alex: That's true.　Interviews are definitely *daunting now that every company is looking for an engineer *with an edge.

Junko: There is so much work (　　2　　) even before landing an interview.

Alex: Yeah.　[　　　C　　　] for the last job I applied for.

Junko: The worst part is (　　3　　) the company.　If the business is (　　4　　) on an application I'm not familiar with, it can take hours to learn.

Alex: My high school friend is a (　　5　　) manager, and he told me that successful candidates come to the interview well-informed about the company.

Junko: It makes sense.　It's a *dead giveaway that you didn't do your homework if [　　　D　　　].

(*注　interrogate：尋問する　　daunting：ひるませる　　with an edge：能力のある　　dead giveaway：秘密がばれる決定的証拠)

問３２〜問３５：本文中の [　　A　　] 〜 [　　D　　] に入れるべき最も
適切な表現を次から選び，その番号をマークせよ。各表現は１回ずつ使用せよ。なお，
文頭に来る語の頭文字も小文字で示している。

     1. you ask what the company does

     2. I'm just uncomfortable with the setting

     3. I try to keep an eye out for other opportunities

     4. I had to update and clean up my resume

    問３２：[　　A　　] に入れるべき表現はどれか。　　マーク式解答欄　３２

    問３３：[　　B　　] に入れるべき表現はどれか。　　マーク式解答欄　３３

    問３４：[　　C　　] に入れるべき表現はどれか。　　マーク式解答欄　３４

    問３５：[　　D　　] に入れるべき表現はどれか。　　マーク式解答欄　３５

問３６〜問４０：本文中の（　１　）〜（　５　）に入れるべき最も適切な語を次
から選べ。各語は１回ずつ使用せよ。

     1. based　　　2. being　　　3. hiring　　　4. involved　　　5. studying

    問３６：（　１　）に入れるべき語はどれか。　　マーク式解答欄　３６

    問３７：（　２　）に入れるべき語はどれか。　　マーク式解答欄　３７

    問３８：（　３　）に入れるべき語はどれか。　　マーク式解答欄　３８

    問３９：（　４　）に入れるべき語はどれか。　　マーク式解答欄　３９

    問４０：（　５　）に入れるべき語はどれか。　　マーク式解答欄　４０

【４】問４１〜問５０ ： 下の枠内に順不同で与えられた語（句）（セミコロンで区切られている）をすべて１回ずつ使用して，次の各日本文を英訳するとき，下線を引いた語（句）はどの（＿＿＿＿）に入れるのが最も適切か。該当する（＿＿＿＿）内の番号をマークせよ。　　　　　　　　　　　　　　　　　　　　　　（２０点）

１．「駐車する場所を見つけるのが大変難しいので，私は滅多に隣町へ車で行くことはありません。」

It is (1)(2)(3)(4)
(5)(6)(7)(8)(9)
the next town.

difficult;	to park;	to find;	drive to;	that;
my car;	so;	I seldom;	a place	

問４１：to park を入れるべき（＿＿＿＿）の番号はどれか。

マーク式解答欄　４１

問４２：to find を入れるべき（＿＿＿＿）の番号はどれか。

マーク式解答欄　４２

問４３：that を入れるべき（＿＿＿＿）の番号はどれか。

マーク式解答欄　４３

２．「私たちは自分が家族を持って初めて家族を養うことがいかに大切かを実感するのである。」

We never (1)(2)(3)(4)
(5)(6)(7)(8)(9) our own.

until;	have;	important;	we;	to support;
our family;	realize;	it is;	how	

問４４：until を入れるべき（　　　　　）の番号はどれか。

問４５：to support を入れるべき（　　　　　）の番号はどれか。

問４６：how を入れるべき（　　　　　）の番号はどれか。

3.「君が２０歳になったとき，君はその資産を自由に処分できるようになるでしょう。」

When you（　　1　　）（　　2　　），（　　3　　）（　　4　　）
（　　5　　）（　　6　　）（　　7　　）（　　8　　）（　　9　　）
the property.

of;	twenty;	be;	dispose;	will;	free;
you;	to;	turn			

問４７：dispose を入れるべき（　　　　　）の番号はどれか。

問４８：free を入れるべき（　　　　　）の番号はどれか。

4．「新たに公表された報告では，朝食を摂ると体型をスリムに保つこともありうるということだ。」

A newly published report (＿＿＿ 1 ＿＿＿)(＿＿＿ 2 ＿＿＿)(＿＿＿ 3 ＿＿＿)
(＿＿ 4 ＿＿)(＿＿ 5 ＿＿)(＿＿ 6 ＿＿)(＿＿ 7 ＿＿)(＿＿ 8 ＿＿)
slim.

| stay; | that; | eating; | help; | says; | breakfast; |
| people; | can |

問４９：stay を入れるべき（＿＿＿＿）の番号はどれか。

マーク式解答欄　４９

問５０：can を入れるべき（＿＿＿＿）の番号はどれか。

マーク式解答欄　５０

化　学

問題

28年度

必要があれば，次の数値を用いよ。

原子量：　$H = 1.0$,　$C = 12$,　$N = 14$,　$O = 16$,　$Na = 23$,　$S = 32$,
　　　　　$Cu = 64$,　$Br = 80$

アボガドロ定数：6.02×10^{23} /mol

気体定数：8.3×10^3 Pa·L/(K·mol)

ファラデー定数：9.65×10^4 C/mol

セルシウス温度目盛りのゼロ点　$0\,℃ : 273\,K$

1 次の問い (**問1～問5**) に答えよ。　　　　　　　　　　　(23点)

問1　次の記述のうち，正しいもののみをすべて含む組み合わせはどれか。

(a) 原子番号が **2, 10, 18** の原子の価電子の数は，いずれも **0** である。

(b) 周期表で，希ガスを除く右上側にある非金属元素ほど，電気陰性度が小さい。

(c) 同一周期に属する原子の中で，イオン化エネルギー (第1イオン化エネルギー) が最も大きいのは，希ガス原子である。

(d) **Ne** 原子と同じ電子配置をもつイオンの半径は，原子番号が大きくなるほど大きくなる。

(1) [(a),(b)]　　　　(2) [(a),(c)]　　　　(3) [(a),(d)]
(4) [(b),(c)]　　　　(5) [(b),(d)]　　　　(6) [(c),(d)]
(7) [(a),(b),(c)]　　(8) [(a),(b),(d)]　　(9) [(a),(c),(d)]
(10) [(b),(c),(d)]

問2　次の化学反応式のうち，下線で示した原子が酸化されているもののみをすべて含む組み合わせはどれか。

(a) $2H_2\underline{S} + 3O_2 \longrightarrow 2SO_2 + 2H_2O$
(b) $H_2O_2 + 2KI + H_2\underline{S}O_4 \longrightarrow 2H_2O + I_2 + K_2SO_4$
(c) $\underline{S}O_2 + Br_2 + 2H_2O \longrightarrow H_2SO_4 + 2HBr$
(d) $\underline{S}O_3 + H_2O \longrightarrow H_2SO_4$

(1) [(a),(b)]　　　　(2) [(a),(c)]　　　　(3) [(a),(d)]
(4) [(b),(c)]　　　　(5) [(b),(d)]　　　　(6) [(c),(d)]
(7) [(a),(b),(c)]　　(8) [(a),(b),(d)]　　(9) [(a),(c),(d)]
(10) [(b),(c),(d)]

問3　$NaOH$ 水溶液，$AgNO_3$ 水溶液，$CuCl_2$ 水溶液について，白金電極を用いてそれぞれに等しい電気量を流して電気分解を行った。このとき，両極で発生する気体の物質量の総和が，大きいものから小さいものの順に正しく並べられているものはどれか。ただし，発生する気体は水に溶けないものとする。

マーク式解答欄　3

(1)　$AgNO_3$ 水溶液　>　$CuCl_2$ 水溶液　>　$NaOH$ 水溶液

(2)　$AgNO_3$ 水溶液　>　$NaOH$ 水溶液　>　$CuCl_2$ 水溶液

(3)　$CuCl_2$ 水溶液　>　$AgNO_3$ 水溶液　>　$NaOH$ 水溶液

(4)　$CuCl_2$ 水溶液　>　$NaOH$ 水溶液　>　$AgNO_3$ 水溶液

(5)　$NaOH$ 水溶液　>　$AgNO_3$ 水溶液　>　$CuCl_2$ 水溶液

(6)　$NaOH$ 水溶液　>　$CuCl_2$ 水溶液　>　$AgNO_3$ 水溶液

問4　次の (a)〜(d) のうち，A 群の物質の沸点が，B 群の物質の沸点より低いもののみをすべて含む組み合わせはどれか。

マーク式解答欄　4

	A	B
(a)	F_2	Br_2
(b)	HF	HCl
(c)	CH_3CH_3	$CH_3CH_2CH_2CH_3$
(d)	CH_3OCH_3	CH_3CH_2OH

(1)　[(a),(b)]　　　(2)　[(a),(c)]　　　(3)　[(a),(d)]

(4)　[(b),(c)]　　　(5)　[(b),(d)]　　　(6)　[(c),(d)]

(7)　[(a),(b),(c)]　(8)　[(a),(b),(d)]　(9)　[(a),(c),(d)]

(10)　[(b),(c),(d)]

問5　分子式 $C_5H_{10}O_2$ で表されるエステル **A** を加水分解したところ，ヨードホルム反応を示すアルコールと，銀鏡反応を示すカルボン酸が生成した。エステル **A** の構造式として正しいものはどれか。

マーク式解答欄　**5**

(1) $CH_3CH_2CH_2-\overset{\overset{\textstyle O}{\|}}{C}-O-CH_3$

(2) $CH_3\underset{\underset{\textstyle CH_3}{|}}{CH}-\overset{\overset{\textstyle O}{\|}}{C}-O-CH_3$

(3) $CH_3CH_2-\overset{\overset{\textstyle O}{\|}}{C}-O-CH_2CH_3$

(4) $CH_3-\overset{\overset{\textstyle O}{\|}}{C}-O-CH_2CH_2CH_3$

(5) $CH_3-\overset{\overset{\textstyle O}{\|}}{C}-O-\underset{\underset{\textstyle CH_3}{|}}{CH}-CH_3$

(6) $H-\overset{\overset{\textstyle O}{\|}}{C}-O-CH_2CH_2CH_2CH_3$

(7) $H-\overset{\overset{\textstyle O}{\|}}{C}-O-\underset{\underset{\textstyle CH_3}{|}}{CH}-CH_2CH_3$

(8) $H-\overset{\overset{\textstyle O}{\|}}{C}-O-\underset{\underset{\textstyle CH_3}{|}}{\overset{\overset{\textstyle CH_3}{|}}{C}}-CH_3$

2 下のグラフは，水に対する硫酸銅(II)の溶解度〔g/100 g 水〕と温度の関係を表したものである。次の問い（**問6〜問8**）に答えよ。　　　　（15点）

溶解度〔g/100 g 水〕

温度〔℃〕

問6 **60 ℃** の硫酸銅(II)の飽和水溶液が **X**〔**g**〕ある。この飽和水溶液を **20 ℃** に冷却すると，硫酸銅(II)五水和物 **CuSO₄・5H₂O** の結晶が **25 g** 析出した。このとき，最初の硫酸銅(II)飽和水溶液の質量 **X**〔**g**〕として，最も近い値を選べ。

マーク式解答欄　**6**

(1)　60	(2)　75	(3)　80	(4)　90
(5)　100	(6)　125	(7)　150	(8)　200

問7　問6で析出した硫酸銅(Ⅱ)五水和物 $CuSO_4 \cdot 5H_2O$ の結晶を **10 g** とり，ある温度になるまで熱したところ，**7.12 g** の粉末が得られた。この粉末の化学式として正しいものはどれか。

マーク式解答欄　**7**

(1)　$CuSO_4$　　　　(2)　$CuSO_4 \cdot H_2O$　　　　(3)　$CuSO_4 \cdot 2H_2O$

(4)　$CuSO_4 \cdot 3H_2O$　　　(5)　$CuSO_4 \cdot 4H_2O$

問8　問6で析出した硫酸銅(Ⅱ)五水和物 $CuSO_4 \cdot 5H_2O$ の結晶を **10 g** とり，**100 g** の水に溶解した。この水溶液の凝固点〔℃〕を表す式として最も適切なものはどれか。ただし，この水溶液は希薄溶液の性質を示し，かつ溶液中の電解質は完全に電離するものとする。また，水の凝固点は **0 ℃**，水のモル凝固点降下を k 〔**K・kg/mol**〕とする。

マーク式解答欄　**8**

(1)　$-0.36 \times k$　　　(2)　$-0.40 \times k$　　　(3)　$-0.45 \times k$

(4)　$-0.50 \times k$　　　(5)　$-0.62 \times k$　　　(6)　$-0.73 \times k$

(7)　$-0.77 \times k$　　　(8)　$-0.80 \times k$　　　(9)　$-0.90 \times k$

(10)　$-1.0 \times k$

3 次の記述を読んで，問い（**問9〜問11**）に答えよ。　　　（17点）

問9　二重結合をもつ炭化水素 **A** を，ある溶媒に溶かして調製した **0.01 mol/L** 溶液 **10 mL** がある。この溶液に，同じ溶媒で調製した臭素の **0.1 mol/L** 溶液を滴下すると，臭素溶液の色が直ちに消えた。続けて臭素溶液を滴下していくと，臭素溶液を合計で **2.0 mL** 加えたところで，滴下した臭素溶液が脱色しなくなった。このとき，炭化水素 **A** と臭素の付加反応により新たに生じた化合物の分子量を測定したところ，炭化水素 **A** の分子量のちょうど **5倍** であった。炭化水素 **A** の分子量として，最も近い値を選べ。ただし，用いた溶媒は無色で，炭化水素 **A** や臭素とは一切反応せず，また，溶液中では炭化水素 **A** 中の二重結合と臭素の付加反応のみが進行したものとする。

マーク式解答欄　9

(1)　40	(2)　54	(3)　68	(4)　80
(5)　94	(6)　106	(7)　118	(8)　130
(9)　142	(10)　154		

問10　水（液体），二酸化炭素およびプロパンの生成熱を，それぞれ Q_1〔kJ/mol〕，Q_2〔kJ/mol〕，Q_3〔kJ/mol〕とする。このとき，プロパンの燃焼熱〔kJ/mol〕を表す式として，正しいものはどれか。

マーク式解答欄　10

(1)　$3Q_1+Q_2-4Q_3$	(2)　$3Q_1-Q_2+4Q_3$
(3)　$3Q_1+4Q_2-Q_3$	(4)　$3Q_1-4Q_2+Q_3$
(5)　$4Q_1+Q_2-3Q_3$	(6)　$4Q_1-Q_2+3Q_3$
(7)　$4Q_1+3Q_2-Q_3$	(8)　$4Q_1-3Q_2+Q_3$

問11　2.0 L の容器に，四酸化二窒素 N_2O_4 を入れて密閉し，ある温度 T に保ったところ，二酸化窒素 NO_2 が生成し，次のような平衡状態に達した。

$$N_2O_4 \text{（気）} \rightleftharpoons 2NO_2 \text{（気）}$$

この平衡状態において，密閉容器内には，NO_2 の物質量〔mol〕の 3 倍の物質量〔mol〕の N_2O_4 が存在していた。温度 T における平衡定数 K〔mol/L〕の値が 0.10 であるとき，平衡状態における密閉容器内の N_2O_4 の物質量〔mol〕として最も近い値を選べ。

マーク式解答欄　11

(1)　0.30　　　(2)　0.60　　　(3)　0.90　　　(4)　1.2
(5)　1.5　　　(6)　1.8　　　(7)　2.1　　　(8)　2.4

4　次の記述を読んで，問い（**問12～問13**）に答えよ。　　　　　　（12点）

問12　2.5×10^{-3} mol/L の水酸化ナトリウム **NaOH** 水溶液 40 mL と，0.10 mol/L
　　　塩酸 10 mL を混ぜ合わせた。このときの **pH** として，最も近い値を選べ。
　　　ただし，水のイオン積は 1.0×10^{-14} (mol/L)^2 とし，必要ならば，
　　　$\log 2.0 = 0.30$, $\log 3.0 = 0.48$ を用いよ。

マーク式解答欄　12

(1)　1.0	(2)　1.7	(3)　3.0	(4)　5.1
(5)　6.5	(6)　7.0	(7)　8.5	(8)　9.6

問13　濃度が未知の炭酸ナトリウム Na_2CO_3 水溶液がある。この Na_2CO_3 水溶液 **25 mL** を，**0.10 mol/L** 塩酸で中和滴定したところ，**2** つの中和点 **A，B** をもつ次の滴定曲線が得られた。この滴定に関する次の記述のうち，正しいもののみをすべて含む組み合わせはどれか。ただし，下の図は必ずしも正確ではない。

マーク式解答欄　**13**

滴下した **0.10 mol/L** 塩酸の量　〔ml〕

(a) 中和点 **A** では，酸性塩を含む水溶液となっている。

(b) 中和点 **A** までに加えた **0.10 mol/L** 塩酸の量（グラフ中の **X**）は，**20 mL** である。

(c) 中和点 **B** の水溶液を煮沸すると，その **pH** は大きくなる。

(d) 中和滴定する前の Na_2CO_3 水溶液の濃度は **0.20 mol/L** である。

(1)　［(a), (b)］　　　　(2)　［(a), (c)］　　　　(3)　［(a), (d)］

(4)　［(b), (c)］　　　　(5)　［(b), (d)］　　　　(6)　［(c), (d)］

(7)　［(a), (b), (c)］　　(8)　［(a), (b), (d)］　　(9)　［(a), (c), (d)］

(10)　［(b), (c), (d)］

5 　下の図のように，内容積**2.0 L** の容器 **A** と，内容積が不明な容器 **B** が
コック **C** で接続されている。コック **C** を閉じた状態で，容器 **A** と **B** の
温度を**27 ℃** に保ちながら，容器 **A** に圧力が**5.0×10⁴ Pa** のエタンを，
容器 **B** に圧力が**3.0×10⁵ Pa** の酸素を充てんした。以下の問い（**問14〜
問16**）に答えよ。ただし，気体はすべて理想気体とする。また，コック **C**
の内容積は無視できるものとする。　　　　　　　　　　　　　　（14点）

問14 　**27 ℃** に保ったまま，コック **C** を開いて十分な時間をおき，気体を
均一に混合させると，圧力が**2.0×10⁵ Pa** になった。容器 **B** の内容積〔**L**〕
として，最も近い値を選べ。

マーク式解答欄　**14**

(1) 0.5	**(2)** 1.0	**(3)** 1.5	**(4)** 2.0
(5) 2.5	**(6)** 3.0	**(7)** 4.0	**(8)** 5.0

問15 　問14の混合気体中のエタンと酸素の物質量〔**mol**〕の比はいくらか。
次の中から最も近いものを選べ。

マーク式解答欄　**15**

(1) 1：2	**(2)** 1：2.5	**(3)** 1：3	**(4)** 1：3.5
(5) 1：4	**(6)** 1：4.5	**(7)** 1：5	**(8)** 1：6
(9) 1：7.5	**(10)** 1：9		

問16　**問14**の容器内の混合気体に対し，容器の密閉状態を保ちながら，適切な方法で点火して，完全に反応させた。その後，容器の温度を 27℃ に戻したときの容器内の全圧〔**Pa**〕として最も近い値を選べ。ただし，27℃ では水はすべて液体として存在し，生じた水の体積や水蒸気圧は無視できるものとする。

マーク式解答欄　16

(1)　1.0×10^5　　(2)　1.1×10^5　　(3)　1.2×10^5　　(4)　1.5×10^5

(5)　1.6×10^5　　(6)　1.8×10^5　　(7)　2.0×10^5　　(8)　2.2×10^5

6　次の記述を読んで，問い（**問17～問18**）に答えよ。　　　　（10点）

　　実験室で塩素ガスを得るために，ある生徒が，実験装置と試薬を準備することになった。生徒は，丸底フラスコや洗気びんなどをゴム管で接続し，下の図のような実験装置を作製した。丸底フラスコ **A** の中には酸化マンガン (IV)，丸底フラスコ **A** の上部の滴下ろうとには濃塩酸，洗気びん **B** と洗気びん **C** にはそれぞれ水と希硫酸が入っている。この後，ガスバーナーにより加熱しながら，丸底フラスコ **A** 内で濃塩酸と酸化マンガン (IV) を反応させて塩素ガスを発生させ，さらにその塩素ガスを，**B** と **C** の2種類の洗気びん内の液体に通じた後，水上置換で回収する予定であった。しかし，実験を始める前に，化学実験を指導する先生に確認してもらったところ，この図の実験装置や試薬には，いくつか問題点があることが指摘された。

問17 図の実験装置に関する先生の指摘として、適切なもののみをすべて含む組み合わせはどれか。

(a) 爆発する危険性があるため、丸底フラスコ **A** 内で酸化マンガン(Ⅳ)と濃塩酸を反応させるときは、加熱せずに室温で反応させるべきである。

(b) 洗気びん **B** は、図の**イ**を丸底フラスコ **A** に、**ア**を洗気びん **C** に接続するように付け替えなければならない。

(c) 純度の高い塩素ガスを得るためには、洗気びん **C** には希硫酸ではなく濃硫酸を入れるべきである。

(d) 塩素ガスの捕集には、水上置換ではなく上方置換を用いるべきである。

(1) [(a),(b)]　　(2) [(a),(c)]　　(3) [(a),(d)]
(4) [(b),(c)]　　(5) [(b),(d)]　　(6) [(c),(d)]
(7) [(a),(b),(c)]　(8) [(a),(b),(d)]　(9) [(a),(c),(d)]
(10) [(b),(c),(d)]

問18 塩素ガスに関する次の記述のうち、正しいもののみをすべて含む組み合わせはどれか。

(a) 塩化ナトリウムの固体に濃硫酸を加えて加熱しても塩素ガスは得られる。

(b) 塩素ガスを水に溶かしてできる塩素水中には、強い酸化作用をもつ次亜塩素酸が生じる。

(c) フッ化物イオンを含む水溶液に塩素ガスを通じると、フッ素を生じる。

(d) しめったヨウ化カリウムデンプン紙は、塩素ガス中に入れることにより青紫色を呈する。

(1) [(a),(b)]　　(2) [(a),(c)]　　(3) [(a),(d)]
(4) [(b),(c)]　　(5) [(b),(d)]　　(6) [(c),(d)]
(7) [(a),(b),(c)]　(8) [(a),(b),(d)]　(9) [(a),(c),(d)]
(10) [(b),(c),(d)]

7 次の問い (**問19～問22**) に答えよ。 (20点)

問19 下記の反応経路図において, **(I)~(III)**に該当する試薬として, 最も適切な
組み合わせはどれか。

	(I)	(II)	(III)
(1)	O_2	Sn, HCl	$NaNO_2$
(2)	CO_2	Sn, HCl	$NaNO_2$
(3)	O_2	Sn, HCl	$NaNO_3$
(4)	CO_2	Sn, HCl	$NaNO_3$
(5)	O_2	NH_4Cl	$NaNO_2$
(6)	CO_2	NH_4Cl	$NaNO_2$
(7)	O_2	NH_4Cl	$NaNO_3$
(8)	CO_2	NH_4Cl	$NaNO_3$

問20　問19の化合物 **A〜F** に関する記述のうち，正しいもののみをすべて含む組み合わせはどれか。

マーク式解答欄　**20**

(a) 化合物 **A, B, C, D, E, F** のいずれにおいても，分子内に含まれるすべての炭素は，同一平面上に固定されている。

(b) 化合物 **C** は，水に溶けにくい塩基性の化合物である。

(c) 化合物 **E** とナトリウムフェノキシドを反応させると，アゾ化合物が得られる。

(d) 化合物 **F** と無水酢酸を反応させると，エステル結合をもつ化合物が得られる。

(1) [(a), (b)]　　　(2) [(a), (c)]　　　(3) [(a), (d)]

(4) [(b), (c)]　　　(5) [(b), (d)]　　　(6) [(c), (d)]

(7) [(a), (b), (c)]　(8) [(a), (b), (d)]　(9) [(a), (c), (d)]

(10) [(b), (c), (d)]

問21　問19の化合物 **A，B，D，F** のすべてを含むジエチルエーテル混合溶液
について，下図の操作によりそれぞれを完全に分離した。

　　分離操作の過程で得られた水層に含まれる塩 **1**，塩 **2** は，化合物 **A，B，D，F** のい
ずれかから生成する塩である。この塩 **1**，塩 **2** を，適切な操作により精製した。そ
の後，塩 **1** と塩 **2** を，それぞれ同じモル濃度になるように精製水に溶かして，**2**
種類の水溶液を作製し，さらに，同じモル濃度の塩化ナトリウム **NaCl** 水溶液も作
製した。この **3** 種類の水溶液について，塩 **1** の水溶液の **pH** を **X**，塩 **2** の水溶液の **pH**
を **Y**，**NaCl** 水溶液の **pH** を **Z** とする。このとき，**X，Y，Z** が大きいものから小さ
いものの順に正しく並べられているものはどれか。

マーク式解答欄　**21**

(1)　　**X**　＞　**Y**　＞　**Z**
(2)　　**X**　＞　**Z**　＞　**Y**
(3)　　**Y**　＞　**X**　＞　**Z**
(4)　　**Y**　＞　**Z**　＞　**X**
(5)　　**Z**　＞　**X**　＞　**Y**
(6)　　**Z**　＞　**Y**　＞　**X**

問22　問21の分離操作図の ㋐〜㋓ に関する記述のうち，正しいもののみを
すべて含む組み合わせはどれか。

㋹ーク式解答欄　**22**

(a)　結晶 ㋐ の中には，塩化鉄 (Ⅲ) 水溶液によって青〜赤紫色を呈する **F** が存
在する。

(b)　エーテル層 ㋑ の中には，酸性の化合物である **B** が存在する。

(c)　エーテル層 ㋒ の中には，サラシ粉水溶液によって赤紫色を呈する **D** が存
在する。

(d)　エーテル層 ㋓ の中には，中性の化合物である **A** が存在する。

(1)　[(a), (b)]　　　　(2)　[(a), (c)]　　　　(3)　[(a), (d)]

(4)　[(b), (c)]　　　　(5)　[(b), (d)]　　　　(6)　[(c), (d)]

(7)　[(a), (b), (c)]　　(8)　[(a), (b), (d)]　　(9)　[(a), (c), (d)]

(10)　[(b), (c), (d)]

8 次の記述を読んで, 問い (**問23〜問25**) に答えよ。 (14点)

1. 化合物 **A** と **B** は, いずれも分子量が120 以下の枝分かれ構造をもたない鎖式化合物である。化合物 **A** と **B** の元素分析を行ったところ, いずれも質量百分率で炭素 66.6%, 水素 11.2%, 酸素 22.2%であった。
2. フェーリング液に **A** を加えて加熱すると, 赤色沈殿が生じたが, **B** を加えて加熱した場合は, 赤色沈殿は生じなかった。
3. アルコール **C** を酸化すると, **B** が得られた。このアルコール **C** は, 幾何異性体が存在する炭化水素 **D** に, 水を付加させると得られた。
4. 化合物 **E** に, 水素を物質量の比 1：1 で付加させると, **D** が生成した。
5. **B** は, **E** に水を付加させても得られた。

問23 化合物 **A** の分子式として正しいものはどれか。

マーク式解答欄 **23**

(1) C_4H_6O	(2) $C_4H_6O_2$	(3) C_4H_8O
(4) $C_4H_8O_2$	(5) $C_4H_{10}O$	(6) $C_4H_{10}O_2$
(7) $C_5H_{10}O$	(8) $C_5H_{10}O_2$	(9) $C_5H_{12}O$
(10) $C_5H_{12}O_2$		

問24　化合物 **E** の構造式として，適切なものはどれか。

マーク式解答欄　**24**

(1)　$CH_3-C\equiv C-CH_3$　　　　　(2)　$CH_3CH_2-C\equiv CH$

(3)　$CH_3-CH=CH-CH_3$　　　　(4)　$CH_3CH_2-CH=CH_2$

(5)　$CH_3CH_2-C\equiv C-CH_3$　　　(6)　$CH_3CH_2CH_2-C\equiv CH$

(7)　$CH_3CH_2-CH=CH-CH_3$　　(8)　$CH_3CH_2CH_2-CH=CH_2$

問25　化合物 **A**〜**E** に関する記述のうち，正しいもののみをすべて含む組み合わせはどれか。

マーク式解答欄　**25**

(a) 化合物 **A**〜**E** は，いずれも不斉炭素原子をもたない。

(b) 化合物 **A** を酸化して得られる化合物を，炭酸水素ナトリウム水溶液に加えると二酸化炭素が発生する。

(c) 化合物 **B** は，クメン法によるフェノールの合成の際に副生成物として得られ，水によく溶ける。

(d) 化合物 **C** の構造異性体の中で，エーテル結合を有するものは 3 種類存在する。

(1)　[(a), (b)]　　　(2)　[(a), (c)]　　　(3)　[(a), (d)]

(4)　[(b), (c)]　　　(5)　[(b), (d)]　　　(6)　[(c), (d)]

(7)　[(a), (b), (c)]　(8)　[(a), (b), (d)]　(9)　[(a), (c), (d)]

(10)　[(b), (c), (d)]

英　語

解答

28年度

推　薦

❶

〔解答〕

問1　3　　問2　4　　問3　1　　問4　2　　問5　3
問6　3　　問7　4　　問8　2　　問9　1　　問10　1
問11　4　　問12　3　　問13　2　　問14　1
問15　4　　問16　2

〔出題者が求めたポイント〕

問1　matterは動詞で使うと「重要である」という意味。
　　下線部を訳すと「普通のコーヒーかノンカフェイン
　　のコーヒーかは重要ではない。」となる。

問2〜5　各選択肢の和訳は以下の通り。
　　1　コーヒーを飲まない人々
　　2　人々の習慣とその結果生じる健康を観察するこ
　　　と
　　3　人々はかなり一貫している
　　4　その問題について最大規模で行われた

問6〜9
　　(1)「事例」を表すcaseを入れる。ここではコーヒー
　　　を飲むことが体に悪いという説をさす。
　　(2) play a role「役割を果たす」
　　(3) in turn「次には」
　　(4) take A into account「Aを考慮に入れる」

問10　modest は「まあまあの」という形容詞。

問11　seem は動詞であることから本問では動詞を入れ
　　ることができるところを探す。

問12　Neither V S の形になる、副詞の neither が正解。

問13〜14　compared to A「Aと比較して」those
　　who V「Vする人々」
　　完成する英文は Compared to those who drank no
　　coffee, men who had two or three cups a day
　　were ten percent less likely to die at any age. と
　　なる。
　　選択肢に含まれる who を関係代名詞であると考え、
　　修飾語がかかる対象を探し出すのがポイントである。

問15　空欄の直後の that に注目。この that は代名詞と
　　して使われ、直前の how much 〜 buy を指す。

問16　文末の though に注目して、前文との対比から
　　effect が正解。

〔全訳〕

①　人生の単純な喜びの1つがほんの少し甘くなった。
コーヒーと健康に関するどっちつかずの研究、または
コーヒーが心臓病のリスクを引き上げるというような
恐ろしい研究までもがあった時期のあとで、ある大き
な研究が全く逆を唱えている。それはコーヒーを飲ん
でいる人は長生きする傾向にあるということである。
普通のコーヒーかノンカフェインのコーヒーかは関係
ない。

②　400,000人を対象とした研究は史上最大規模で行わ
れ、その結果はコーヒーを飲むことは害を与える罪深

い喜びだと思っていたすべてのコーヒー愛好家を安心
させるはずのものである。「私たちの研究は、本当に
コーヒーは身体に悪いのではないと示唆するものであ
る。」と国立がん研究所の主任研究員であるニール・
フリードマンは言う。「実際にコーヒーを飲むまあま
あの利点があるかもしれない。」理由は誰にもわから
ない。コーヒーには有効な抗酸化物質から、がんを誘
発するごく少量の物質まで健康に影響する多数の物質
が含まれている。最も広く研究されている含有物であ
るカフェインは今回の研究結果において何の役割も果
していない。これまでの研究結果は間違っているとい
うわけではない。コーヒーには LDL コレステロール
や悪玉コレステロール、血圧をあげ、それが次には心
臓病のリスクを上げるという証拠がある。

③　新しい研究でさえも、コーヒーを飲む人はいつでも
死に至る可能性があると思われていた。しかし、その
ような人はコーヒーを飲まない人に比べてタバコを吸
い、多くのアルコールを飲み、より肉食で運動不足で
ある傾向があるのだ。いったん研究者がそれらの事実
を考慮に入れると、はっきりしたパターンが現れたの
だ。1日にコップ1杯のコーヒーを飲めば、長生きす
る機会を少し上げてくれるのだ。この研究は国立衛生
研究所と全米退職者協会が行ったもので、その結果は
the New England Journal of Medicine が公表した。
気を付けなければならないのは、コーヒーは人々を長
生きさせるということを証明したのではなく、ただ両
者には関係性があるように思えるというだけである。
多くの食事と健康の調査と同じように、この研究も
人々の習慣と、その結果として生じる健康に厳密に基
づいているのである。したがって因果関係を証明する
ものではない。

④　この新しい研究は1995年に始められ、カリフォル
ニア、フロリダ、ルイジアナ、ニュージャージー、ノー
スカロライナ、ペンシルバニア、アトランタ、デトロ
イトにいる50歳から71歳の AARP の会員が関与し
た。心臓病や脳卒中、ガンの患者は含んでいない。ま
た1日にカロリーを摂取しすぎていたり、過剰にカロ
リー制限をするといった極端な食生活をしている人も
除いている。その他の人々が研究を始める時点で1度
コーヒーを飲むことに関する情報を提示した。人々は
「これまでの人生でコーヒーを飲むことについてはか
なり一貫している。」だから1回の計測が大きな制限
になるはずがないとフリードマンは言う。

⑤　402,260人の参加者のうち、42,000人はコーヒーを
飲まない。また15,000人は1日に6杯以上飲んでいた。
多くは2、3杯である。2008年までに、約52,000人が
亡くなった。コーヒーを全く飲まない人に比べると、
1日に2、3杯飲む男性は、どの年齢でも死亡する割
合が10％の低くなる傾向にあった。女性に関しては
13％である。1日1杯ですら男性で6％、女性で5％

と少し危険性が低くなるようだった。最も大きな効果があったのは1日に4，5杯飲む女性で、死の危険性が16％も低くなった。これほど大きな数字は他にないが、フリードマンはコーヒーによって寿命がどれほど延びたのかについては言及できないとしている。「本当に計算することができない。」喫煙がどの年齢においても寿命に影響を与えている要素であると彼は言った。

⑥　コーヒーを飲む人は心臓病や呼吸器疾患、脳卒中、糖尿病、けが、事故、感染症で死ぬ可能性は低かった。しかし、ガン死のリスクには影響を与えていなかった。コーヒーを飲むことの利益は研究が始まったときに最も健康だった人々のあいだで最大だった。

❷
〔解答〕

問17　2	問18　2	問19　3	問20　1
問21　4	問22　4	問23　3	問24　2
問25　1	問26　3	問27　4	問28　2
問29　2	問30　1	問31　3	

〔出題者が求めたポイント〕
問17　give rise to A「Aを引き起こす」
問18～21　各選択肢の和訳は以下の通り
　　1　日本人の間でよく知られている
　　2　現代版と見なされうる
　　3　異なって発展した
　　4　熱狂を意味する
問22　直後の具体例に注目。スポーツや学校生活、SF、ロマンス、ビジネスや戦争、社会問題は日本の漫画で描かれるテーマであると考える。
問23　keep pace with A「Aに遅れを取らない」
問24　andでつながれている部分にも注目する。ここでは日本の漫画の発展に言及されている。
問25　overlook「見落とす」
問26　全体の文の構造から、下線部の部分は分詞構文であると考える。分詞構文の意味は時・理由・付帯状況・条件・譲歩である。文脈から根拠であることを読み取る。3と4の違いは時制である。主節の時制と分詞構文内の時制が異なるのであれは過去形にする必要があるが、本問では必要ない。
問27　be pleased to V「～できてうれしい」
問28　問題文：17歳の学生がJ-World東京とサンリオピューロランドの両方を訪れたとき、入場券の費用はいくらになりますか？
　　　17歳の学生で考えるとJ-World東京の入場料が1300円、サンリオピューロランドの入場料は4000円である。足すと5300円となる。
問29　問題文：5人の小学生は日曜日の午後にジブリ美術館を訪れようと思っているが、全員で3000円しか持っていない。いくら足りませんか。
　　　ジブリ美術館の入館料は1人1000円である。差額は2000円となる。
問30　問題文：何時までに池袋駅に着けばJ-World東

京の最終入場に間に合いますか。
　　　最終入場時間は21：00である。また池袋駅からは徒歩15分である。
問31　本文にあうものを1つ選びなさい。
　　1　キティの家は訪れるべきだが、今は閉鎖中である。
　　　→閉鎖中との記述はない。
　　2　J-World東京を訪れるときは前売り券を受け取っておく必要がある。
　　　→J-World東京について前売り券の記述はない。
　　3　ジブリ美術館に入場するためには、ガイドツアーに参加しなくても前売り券を買う必要がある。
　　　→○
　　4　サンリオピューロランドは冬の日曜日、10：00～17：00まで営業している。
　　　→ピューロランドは日曜日18：00まで営業している。

〔全訳〕
①　1867年、パリで行われた万国博覧会での日本文化の展示によってヨーロッパでは「ジャポニズム」という日本の事物に対するある種の流行が起こった。特に浮世絵と呼ばれる日本の伝統絵画は印象派の画家に大きな影響を与えた。そして今、世界中の関心は浮世絵の現代版として見なされうるアニメや漫画に注がれている。
②　アメリカの漫画やフランスの続き漫画とは異なって発展した日本の漫画は老若男女問わず広く楽しまれている娯楽の一形態である。漫画はスポーツや学校生活、SF、ロマンス、ビジネスや戦争、社会問題までをも含む広いテーマで描かれており、漫画家は他の作家と同じ社会的地位を与えられている。日本のアニメや漫画産業は漫画文化と並行して発展を遂げてきた。漫画は深遠なテーマを扱いながら、ずっと磨き上げられた話を作ってきており、低予算で独特な技法や画像技術を改良させてきた。日本でも高い人気を誇っている「キャンディーキャンディー」や「UFOロボグランダイザー」は海外でも人気である。日本で作られたものであると知られることなく大人気を博している作品もある。しかし、「ポケットモンスター」や「ドラゴンボール」だけでなく、「スタジオジブリ」の作品も、日本で高い称賛を与えられるだけにとどまらず、ハリウッド映画にまでかなりの影響を与えているのだ。
③　同時に、日本のアニメや漫画について話をしようとするとき、オタクと呼ばれる取りつかれたようなファンのことを見落とすことはできない。自分の好きな作品への熱狂的な知識を持ち、常に関連作品を探しているので、このオタクは時には消費者として、また時には厳しい批評家としてアニメ・漫画産業を支えているのだ。「わびさび」というのが日本文化を理解する鍵になっていたのとちょうど同じように、熱狂を意味する「萌え」という言葉は独特な日本文化の情緒や趣味を描くための重要な鍵となる言葉である。
④　ここに日本のアニメや漫画の世界観に浸ることがで

きる場所を紹介できてうれしい。

　JR 中央線三鷹駅(新宿から 20 分)から歩いて 15 分、またはバスで 5 分の所にあるジブリミュージアムは、「もののけ姫」や「となりのトトロ」、アカデミー賞を受賞した「千と千尋の神隠し」などの作品で知られる日本で最も有名なアニメ作家、宮崎駿によって作られた美術館である。開館時間：10：00 〜 18：00. 閉館日：火曜日、年末年始、定期整備日。入館料：1000 円。前もって決めた日の前売り券を買っておかなければならない。

　JTB(旅行会社)では英語ガイドが同行する Ghibli Museum Afternoon Tour を毎週月・水・金で開催している。料金：大人・6000 円、子供・4700 円。最少開催人数：1 人。

　池袋駅から徒歩 15 分、または地下鉄有楽町線の東池袋駅すぐのところにある J-World 東京は週刊少年ジャンプの世界を呼び物にする屋内型テーマパークである。「ドラゴンボール」「ワンピース」「ナルト」という週刊少年ジャンプの歴史で最も人気のある 3 作品の世界観を楽しめるアトラクションがある。開館時間：10：00 〜 22：00(最終入場時刻 21：00)。入館料：大人(16 歳以上)1300 円・子供(4 歳〜 15 歳)1000 円。2013 年 7 月現在高い人気によりチケットを入手することができない。

　小田急線・多摩都市モノレールの多摩センター駅から徒歩 5 分のサンリオピューロランドはサンリオのキャラクターが迎え入れてくれる屋内型のテーマパークである。パレードやミュージカルを楽しむことが出来る。「キティの家」に行くことを忘れないように。パスポート：大人(18 歳以上)・4400 円・学生(12 歳〜 17 歳)4000 円・子供(4 歳〜 11 歳)3300 円。開館時間：平日・10：00 〜 17：00・土日、祝日・10：00 〜 18：00. 行く前にあいている曜日・時間を確認してください。

3
〔解答〕
問 32　3　　問 33　2　　問 34　4　　問 35　1
問 36　2　　問 37　4　　問 38　5　　問 39　1
問 40　3
〔出題者が求めたポイント〕
問 32 〜 35　各選択肢の和訳は以下の通り。
　　1　会社が何をしているのか聞く
　　2　その状況が不愉快なんだ
　　3　他の機会にも目を向けてみようと思う
　　4　履歴書を更新してきれいにしなければならなかった
問 36　過去分詞の直後に目的語がないことから受け身であると考える。ただし、be 動詞と interrogated の間に空欄があることから、現在進行受動態であると考える。
問 37　空欄の直後には副詞句しかないことから受け身であると考える。

問 38　直後からの話題に注目。応募する会社について知るということについて書いてあることから studying を選ぶ。
問 39　be based on A「A に基づいている」
問 40　転職活動についてアドバイスを送っている人を指す。したがって hiring を入れる。
〔全訳〕
J：ずっと転職活動をしていなかったんだけど、いくつかの求人情報を見てるの。
A：君も転職を考えていたんだね。
J：うん、「考える」とまでは言わないけどね。実際には何もしていないから、でも別の会社にも目を向けてみようと思って。
A：じゃあまだ応募はしていないんだよね？君は面接得意そうだな。
J：いや、本当に面接は怖いんだよね。面接という設定がいい気分しないし。特に複数からの面接がね。尋問されてるみたいに感じるわ。
A：そうだね。どの会社も能力のあるエンジニアを探してるから面接官もひるませようとしてるよね。
J：面談にたどり着くまでにもたくさんやらなきゃいけないことがあるよね。
A：そうだね。最後に応募した仕事のために履歴書を更新したり、きれいにしたりね。
J：1 番嫌なのは企業研究だよね。もしあまり詳しくないことに基づいた仕事だったら、何時間も勉強しないといけないもんね。
A：高校の友達が人事部長なんだけど、彼は成功する候補者は会社についてよく知っている状況で面接にくるって言ってたわ。
J：そうだよね。その会社が何をやっているのか尋ねたら、企業研究をやっていないという決定的な証拠になるもんね。

4
〔解答〕
問 41　4　　問 42　2　　問 43　7　　問 44　7
問 45　5　　問 46　2　　問 47　8　　問 48　6
問 49　8　　問 50　5
〔完成する英文〕
1. It is difficult to find a place to park my car so that I seldom drove to.
2. We never realize how important it is to support our family until we have our own.
3. When you turn twenty, you will be free to dispose of the property.
4. A newly published report says that eating breakfast can help people stay slim.

化　学

解答　　28年度

分子間には水素結合がはたらく。

(c)　正　(a)同様

(d)　正　分子量は同じだが，CH_3CH_2OH(エタノール)は分子間に水素結合がはたらく。

問5　ヨードホルム反応をおこすアルコールは，右図のような構造をもつ(R は炭化水素基または水素原子)。また，銀鏡反応を示すカルボン酸はギ酸のことである。

$$\begin{array}{c} CH_3-CH-R \\ | \\ OH \end{array}$$

$$\begin{array}{c} O \\ \| \\ H-C-O-CH-CH_2-CH_3 + H_2O \\ | \\ CH_3 \end{array}$$

(7)の選択肢

$$\longrightarrow \begin{array}{c} O \\ \| \\ H-C-OH \\ (ギ酸) \end{array} + \begin{array}{c} HO-CH-CH_2-CH_3 \\ | \\ CH_3 \end{array}$$

ヨードホルム反応を示す部分

推　薦

1

〔解答〕

問1　(2)　　問2　(2)　　問3　(6)　　問4　(9)
問5　(7)

〔出題者が求めたポイント〕

原子の構造と周期表，酸化・還元，電気分解，脂肪族化合物(エステル)

〔解答のプロセス〕

問1　(a)　正　$_2$He, $_{10}$Ne, $_{18}$Ar(希ガス)は価電子0である。

(b)　誤　周期表の希ガスを除く右上側の元素ほど電気陰性度は大きい。

(c)　正

(d)　誤　同じ電子配置をもつイオンの場合，原子番号が大きくなるほど原子核の正電荷が大きくなるため，電子にはたらく原子核からのクーロン力が大きくなるからイオン半径は小さくなる。

問2　酸化数が増加しているものを選べばよい。

(a)　$\underset{-2}{H_2\underline{S}} \longrightarrow \underset{+4}{\underline{S}O_2}$

(b)　$\underset{+6}{H_2\underline{S}O_4} \longrightarrow \underset{+6}{K_2\underline{S}O_4}$

(c)　$\underset{+4}{\underline{S}O_2} \longrightarrow \underset{+6}{H_2\underline{S}O_4}$

(d)　$\underset{+6}{\underline{S}O_3} \longrightarrow \underset{+6}{H_2\underline{S}O_4}$

問3　NaOHaq $\begin{cases} 陰極：2H_2O + 2e^- \longrightarrow H_2\uparrow + 2OH^- \\ 陽極：4OH^- \longrightarrow O_2\uparrow + 2H_2O + 4e^- \end{cases}$

AgNO$_3$aq $\begin{cases} 陰極：Ag^+ + e^- \longrightarrow Ag \\ 陽極：2H_2O \longrightarrow O_2\uparrow + 4H^+ + 4e^- \end{cases}$

CuCl$_2$aq $\begin{cases} 陰極：Cu^{2+} + 2e^- \longrightarrow Cu \\ 陽極：2Cl^- \longrightarrow Cl_2\uparrow + 2e^- \end{cases}$

流れた電子を 1 mol とすれば，

$(NaOHaq のとき) = \underset{H_2}{1 \times \frac{1}{2}} + \underset{O_2}{1 \times \frac{1}{4}}$

$\qquad\qquad\qquad = \frac{3}{4}(mol)$

$(AgNO_3aq のとき) = \underset{O_2}{1 \times \frac{1}{4}} = \frac{1}{4}(mol)$

$(CuCl_2aq のとき) = \underset{Cl_2}{1 \times \frac{1}{2}} = \frac{1}{2}(mol)$

問4　(a)　正　分子構造が似ている物質の場合，分子量が大きくなるほど，沸点は高くなる。

(b)　誤　HCl より HF の方が分子量は小さいが，HF

2

〔解答〕

問6　(5)　　問7　(2)　　問8　(7)

〔出題者が求めたポイント〕

溶液の性質(固体の溶解度，凝固点降下)

〔解答のプロセス〕

問6　60℃(溶解度 40 g/100 g 水)の飽和 CuSO$_4$aqX(g) 中は

$$CuSO_4aqX(g) \begin{cases} CuSO_4(溶質)\cdots X \times \dfrac{40}{140}(g) \\ H_2O(溶媒)\cdots X \times \dfrac{100}{140}(g) \end{cases}$$

となる。20℃に冷却し，析出した結晶 CuSO$_4$・5H$_2$O(式量 250)について，

$$25(g) \begin{cases} CuSO_4(式量 160)\cdots 25 \times \dfrac{160}{250} = 16(g) \\ 5H_2O(式量 90)\cdots 25 \times \dfrac{90}{250} = 9(g) \end{cases}$$

以上より，結晶析出後の20℃の溶液について，

	はじめ	
CuSO$_4$	$X \times \frac{40}{140}$	-16
H$_2$O	$X \times \frac{100}{140}$	-9
CuSO$_4$aq	X	-25

これが20℃で飽和

$\dfrac{溶質}{溶液} = \dfrac{X \times \frac{40}{140} - 16}{X - 25} = \dfrac{20}{100 + 20}$

$X = 99.4(g)$

問7　$CuSO_4 \cdot 5H_2O \longrightarrow CuSO_4 \cdot nH_2O + mH_2O$
　　　（式量 250）
$n+m=5$ とする。質量保存の法則より。
（質量減少分）＝（失った水和水の質量）
　　　　　　　　＝$10-7.12$
　　　　　　　　＝$2.88(g)$
上記の係数比より，

$$\frac{10}{250} \; : \; \frac{2.88}{18} = 1:m \qquad m=4$$

CuSO₄·5H₂O(mol)　H₂O(mol)
よって，$n=5-m=1$。
得られた粉末の化学式は $CuSO_4 \cdot H_2O$。

問8　結晶中の水和水は水に溶解後，溶媒の一部となることに注意する。

$$CuSO_4 \cdot 5H_2O \quad 10\,g \begin{cases} CuSO_4 \cdots 10\times\frac{160}{250}(g) \\ 5H_2O \cdots 10\times\frac{90}{250}(g) \end{cases}$$

$$\Delta t = k \times m \begin{cases} \Delta t : \text{凝固点降下度}(K) \\ k : \text{モル凝固点降下} \\ m : \text{質量モル濃度}(mol/kg) \end{cases}$$

溶解後，$CuSO_4 \longrightarrow Cu^{2+} + SO_4^{2-}$ となるので，

$$\Delta t = k \times \frac{\left(10\times\frac{160}{250}\times\frac{1}{160}\right)\times 2(mol)}{\left(100+10\times\frac{90}{250}\right)\times 10^{-3}(kg)}$$

$$= \frac{0.080}{0.1036}k = 0.772\cdots \times k \fallingdotseq 0.77\times k(K)$$

よって，凝固点(℃)は，
$0-\Delta t = -0.77\times k(℃)$

3
〔解答〕
問9　(4)　　問10　(7)　　問11　(6)
〔出題者が求めたポイント〕
脂肪族化合物(分子量の決定)，化学反応と熱，反応の速さと化学平衡
〔解答のプロセス〕
問9　A(1 mol)が二重結合を n mol 有するとすれば，
Ⓐ＋nBr₂ ⟶ Ⓐ′　（A に Br₂ が付加した化合物）
よって，
$$0.01\times\frac{10}{1000} : 0.1\times\frac{2.0}{1000} = 1:n$$
　Ⓐ(mol)　　　Br₂(mol)
∴　$n=2$
A の分子量を M とおくと，反応式より
(A′ の分子量)＝$M+2\times160 = M+320$
また，問題文の条件より，
(A′ の分子量)＝$M\times5 = 5M$
2式を連立して，$M=80$
問10　$C_3H_8(気)+5O_2(気)$
　　　　　　　＝$3CO_2(気)+4H_2O(液)+Q$ kJ
とおくと，

（反応熱）＝（生成物の生成熱の和）
　　　　　　　　－（反応物の生成熱の和）
より，$Q=(3\times Q_2+4\times Q_1)-Q_3$
　　　　＝$4Q_1+3Q_2-Q_3(kJ/mol)$
（単体の生成熱は 0）
問11　$N_2O_4 \rightleftharpoons 2NO_2$ の平衡時の物質量について，
NO₂ を x mol をおけば，条件より，N₂O₄ は $3x$ mol となるので，

$$K=\frac{[NO_2]^2}{[N_2O_4]}=\frac{\left(\frac{x}{2.0}\right)^2}{\left(\frac{3x}{2.0}\right)}=0.10(mol/L)$$

整理して，$x(5x-3)=0$
$x>0$ より　$x=\frac{3}{5}=0.60(mol)$
よって，平衡時の N₂O₄ の物質量は，
$0.60\times3=1.8(mol)$

4
〔解答〕
問12　(2)　　問13　(2)
〔出題者が求めたポイント〕
酸と塩基(pH の計算)，中和反応と塩(Na₂CO₃ の二段滴定)
〔解答のプロセス〕
問12　混合する前の
$$(OH^- \text{の mol})=2.5\times10^{-3}\times\frac{40}{1000}\times1$$
$$=1.0\times10^{-4}(mol)$$
$$(H^+ \text{の mol})=0.10\times\frac{10}{1000}\times1=1.0\times10^{-3}(mol)$$
よって，H⁺ が過剰で，$40+10=50(mL)$ に残るので，混合後，
$$[H^+]=\frac{1.0\times10^{-3}-1.0\times10^{-4}(mol)}{\frac{50}{1000}(L)}$$
$$=18\times10^{-3}(mol/L)$$
pH＝$3-\log_{10}18$
　　＝$3-\log_{10}2\times3^2$
　　＝$3-\log_{10}2-2\log_{10}3$
　　＝1.74
問13　中和点 A までにおこる反応
　　$Na_2CO_3+HCl \longrightarrow NaHCO_3+NaCl$ …①
　このとき生じた酸性塩である NaHCO₃ が，
　　$NaHCO_3+HCl \longrightarrow NaCl+H_2O+CO_2\uparrow$ …②
　と反応し，中和点 B に達する。
(a)　正
(b)　誤　①式より，Na₂CO₃ と生じた NaHCO₃ は等モルなので，滴定に用いた HCl の物質量も等モル。
　すなわち，$X=\frac{50}{2}=25(mL)$ となる。
(c)　正　反応式②より，中和点 B においては酸性酸化物である CO₂ が生じ，一部水に溶解する。煮沸

することで，CO_2 は溶液中から追い出されるため，pH は大きく（塩基性よりに）なる。

(d)　誤　中和滴定する前の Na_2CO_3aq を x mol/L とすると，(b)より，X＝25 mL，①式の係数より，

$$x \times \frac{25}{1000} \quad : \quad 0.10 \times \frac{25}{1000} = 1 : 1$$

$$\underset{Na_2CO_3(mol)}{} \qquad \underset{HCl(mol)}{}$$

$$x = 0.10\,(mol/L)$$

5

〔解答〕

問 14　(6)　　問 15　(10)　　問 16　(4)

〔出題者が求めたポイント〕

気体の性質（ボイルの法則，混合気体の燃焼）

〔解答のプロセス〕

問 14　容器 B の容積を V_B(L) とおく。

エタンについて，ボイルの法則より，

$$5.0 \times 10^4 \times 2.0 = P_{エタン} \times (2.0 + V_B)$$

$$P_{エタン} = \frac{2.0}{2.0 + V_B} \times 5 \times 10^4 (Pa) \quad \cdots \quad ①$$

O_2 について，同様に，

$$3.0 \times 10^5 \times V_B = P_{O_2} \times (2.0 + V_B)$$

$$P_{O_2} = \frac{V_B}{2.0 + V_B} \times 3.0 \times 10^5 (Pa) \quad \cdots \quad ②$$

$P_{エタン} + P_{O_2} = 2.0 \times 10^5 (Pa)$ になったことより，①，②を代入して，$V_B = 3.0$(L)

問 15　問 14 の結果を①，②に代入して，

$$\left.\begin{array}{l} P_{エタン} = 2.0 \times 10^4 (Pa) \\ P_{O_2} = 1.8 \times 10^5 (Pa) \end{array}\right\} （コック開けた後）$$

混合気体においては（物質量比）＝（分圧比）なので，

$$n_{エタン} : n_{O_2} = P_{エタン} : P_{O_2}$$
$$= 2.0 \times 10^4 : 1.8 \times 10^5$$
$$= 1 : 9$$

問 16　混合気体においては，（物質量比）＝（分圧比）なので，

$$C_2H_6 + \frac{7}{2} O_2 \longrightarrow 2CO_2 + 3H_2O$$

反応前	2	18	0	0	（×10^4Pa）
反応	−2	−7	+4	+6	
反応後	0	11	4	(6)	

すべて液体

$P_{H_2O(気)}$ は無視するので，

（全圧）＝ $P_{O_2} + P_{CO_2} = 15 \times 10^4$
$$= 1.5 \times 10^5 (Pa)$$

6

〔解答〕

問 17　(4)　　問 18　(5)

〔出題者が求めたポイント〕

非金属元素（Cl_2 の発生装置，ハロゲンの反応・性質）

〔解答のプロセス〕

問 17　(a)　誤　室温のままで反応がおこらず，加熱することで，酸化マンガン(Ⅳ)が酸化剤としてはたらく。

(b)　正

(c)　正　希硫酸には吸湿作用はない。

(d)　誤　Cl_2 は水と一部反応し，空気より重い気体なので，下方置換により捕集する。

問 18　(a)　誤　Cl_2 ではなく HCl が得られる。

$$NaCl + H_2SO_4 \longrightarrow NaHSO_4 + HCl \uparrow$$

(b)　正　$Cl_2 + H_2O \rightleftarrows HCl + HClO$

次亜塩素酸は次のように酸化剤としてはたらく。

$$HCl + H^+ + 2e^- \longrightarrow Cl^- + H_2O$$

(c)　誤　ハロゲンの単体の酸化力の強さは

$F_2 > Cl_2 > Br_2 > I_2$ の順なので，Cl_2 は F^- を酸化するほどの酸化力はもたない。

(d)　正　$2KI + Cl_2 \longrightarrow 2KCl + I_2$

生じた I_2 がデンプンと反応し青紫色を呈する。

7

〔解答〕

問 19　(1)　　問 20　(9)　　問 21　(2)　　問 22　(6)

〔出題者が求めたポイント〕

芳香族化合物（代表的な化合物の反応・性質，有機物の分離）

〔解答のプロセス〕

問 19(Ⅰ)　$KMnO_4aq$ による側鎖の酸化でカルボキシ基が得られる。

(Ⅱ)　C → D において −NO_2 → −NH_2 と変化していることから，Sn による還元とわかる。

(Ⅲ)　D → E において −NH_2 → −$N^+ \equiv NCl^-$ と変化していることから，ジアゾ化とわかる。試薬には亜硝酸ナトリウム $NaNO_2$ を用いる。

問 20　(a)　正　ベンゼン環を形成する炭素およびそれに直接結合している炭素は，常に同一平面に固定されている。

(b)　誤　C の p-ニトロトルエンは中性の化合物。

(c)　正　E のようなジアゾニウム塩とナトリウムフェノキシドはジアゾカップリング反応により，アゾ化合物が生成する。

(d)　正

問21　NaHCO₃aq により，塩1となるのは化合物Bである。

$$\underset{(B)}{\text{COOH}} + NaHCO_3 \longrightarrow \underset{(塩1)}{\text{COO}^-Na^+} + H_2O + CO_2$$

Bの分離後，NaOHaq により水層へ移行するのは化合物Fである。

$$\underset{(F)}{\text{CH}_3-\text{OH}} + NaOH \longrightarrow \text{CH}_3-\text{O}^-Na^+ + H_2O$$

さらに分離後，HClaq により塩2となるのは化合物Dである。

$$\underset{(D)}{\text{CH}_3-\text{NH}_2} + HCl \longrightarrow \underset{(塩2)}{\text{CH}_3-\text{NH}_3^+Cl^-}$$

　以上より，塩1は弱酸と強塩基からなる塩なので，加水分解により，OH⁻を生じるため塩基性を示す。
　また，塩2は弱塩基と強酸からなる塩なので，加水分解により，H₃O⁺(H⁺)を生じるため酸性を示す。
　NaCl は加水分解しないため，中性を示すので，
　　　X＞Z＞Y

問22　(a)　誤　問21の解説より，㋐に含まれるのはB。フェノール性ヒドロキシ基をもたないため，塩化鉄(Ⅲ)水溶液による呈色はおこらない。
　(b)　誤　問21の解説より，㋑に含まれるのはF。
　(c)　正　問21の解説より，㋒に含まれるのはD。－NH₂を有するのでサラシ粉水溶液によって，赤紫色に呈色する。
　(d)　正　Aは中性のため塩にならず，エーテル層に存在する。

8

〔解答〕

問23　(3)　　問24　(1)　　問25　(5)

〔出題者が求めたポイント〕

脂肪族化合物(C₄H₈O の構造決定)

〔解答のプロセス〕

問23　$C:H:O = \dfrac{66.6}{12} : \dfrac{11.2}{1.0} : \dfrac{22.2}{16}$

　　　　　　 $\fallingdotseq 4:8:1$

　よって，分子式$(C_4H_8O)_n$(分子量 $72n$)
　$72n \leqq 120$ であることより，$n=1$。

問24　記述2よりAはアルデヒド基をもち，記述1より枝分かれ構造をもたない化合物なので，

$$CH_3-CH_2-CH_2-\underset{O}{C}-H$$

と決まる。また，記述2，3よりBはアルコールの酸化により得られ，フェーリング反応が陰性であったことより，ケトンとわかり，

$$CH_3-CH_2-\underset{O}{C}-CH_3$$

と決まる。よって，アルコールCは

$$C-C-\underset{OH}{C^*}-C \quad\left(\begin{array}{l}\text{炭素骨格のみ示す。}\\ C^*\text{は不斉炭素原子。}\end{array}\right)$$

炭化水素DはCを脱水して得られる。

$$\underset{①\quad\quad②}{C-C-\underset{H\ OH\ H}{C}-C} \xrightarrow{①で脱水} C-C=C-C \text{（シス・トランスあり…D）}$$
$$\xrightarrow[脱水]{②で} C-C-C=C \text{（シス・トランスなし）}$$

　EにH₂を1：1で付加してDが得られることより，Eは三重結合をもつ。

$$\underset{(E)}{C-C\equiv C-C} + H_2 \longrightarrow \underset{(D)}{C-C=C-C}$$

EにH₂Oを付加すると不安定な化合物を経て，Bとなる。

$$C-C\equiv C-C \xrightarrow{H_2O} \underset{(不安定)}{C-C=\underset{H\ OH}{C}-C}$$

$$\xrightarrow{転位} \underset{(B)}{C-C-\underset{O}{C}-C}$$

問25　(a)　誤　化合物CはC*を有する。
　(b)　正　Aはアルデヒドなので酸化され，カルボン酸となる。カルボン酸はNaHCO₃aq と次のように反応する。
　　　$R-COOH + NaHCO_3$
　　　　　　$\longrightarrow R-COONa + H_2O + CO_2\uparrow$
　(c)　誤　クメン法の副生成物として得られるのはアセトン(分子式 C_3H_6O)。
　(d)　正　Bを還元して得られるアルコールCは分子式 $C_4H_{10}O$。この構造異性体として考えられるエーテルは次の3種。

$$C-C-C-O-C \quad\quad C-C-O-C-C$$
$$\underset{C-C-O-C}{\overset{C}{|}} \text{（炭素骨格のみ示す。）}$$

神戸薬科大学　薬学部（推薦）入試問題と解答

令和 3 年 5 月 26 日　初版第 1 刷発行

編　集　みすず学苑中央教育研究所

発行所　株式会社ミスズ　　　　　　　　定価　本体 3,000 円＋税

〒167−0053

東京都杉並区西荻南 2 丁目 17 番 8 号

ミスズビル 1 階

電　話　03（5941）2924（代）

印刷所　タカセ株式会社

●本シリーズ掲載の入試問題について、万一、掲載許可手続きに遺漏や不備があると思われるものがありましたら、当社までお知らせ下さい。

●乱丁・落丁等につきましてはお取り替えいたします。

●本書の内容についてのお問合せは、具体的な質問内容を明記のうえ、ハガキ・封書を当社宛にお送りいただくか、もしくは下記のアドレスまでお問合せ願います。

〈 お問合せ用アドレス：https://www.examination.jp/contact/ 〉

ISBN978-4-86492-814-4
C7347¥3000E

定価 3300 円（本体3000円, 税10%）

9784864928144

1927347030004

私立大学別　推薦　薬学部刊行一覧

1 東北医科薬科大学　　5 神戸学院大学

2 星薬科大学　　　　　6 神戸薬科大学

3 近畿大学　　　　　　7 武庫川女子大学

4 摂南大学　　　　　　8 福岡大学

☑ 受験生を指導する多くの先生方にも高い評価をいただき、
　ご活用いただいております。

☑ 実物の入試問題を大学より直接提供を受け、そのまま画像化して
　印刷していますので、実戦演習にお使い下さい。

（縄文太郎）

推薦 薬学部 入試問題と解答⑦

武庫川女子大学

6年間集録

みすず学苑中央教育研究所